怀孕

一天一页

艾贝母婴研究中心◎编著

四川科学技术出版社

·成都·

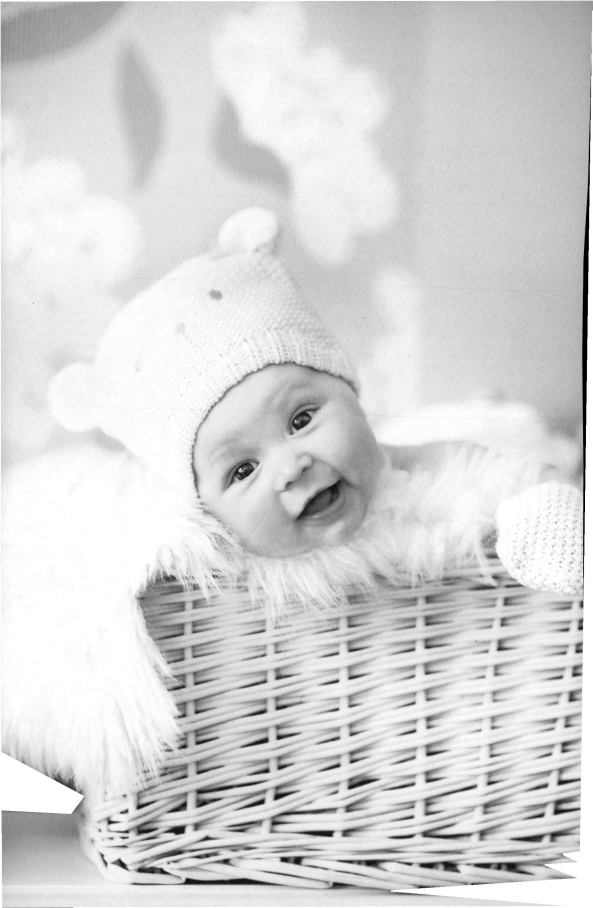

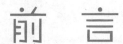

前　言

　　翻开这本书的时候，也许你正在计划着要一个小宝宝，也许小家伙已经在你的子宫里安家落户，你怀着喜悦和期待的心情，想要学习怎样照顾好孕产期的自己和腹中的胎宝宝。

　　腹中的宝宝在孕期的每一个时期会有什么变化，孕期应该怎么吃，怎么运动，怎么进行产检，怎么安排作息，怎么防止流产、早产、胎儿畸形，怎么分娩，怎样做胎教……这些大大小小的事件，都是你最想了解的。

　　你需要这样一本孕产书，它按照时间线来告诉你，在孕期的每一个阶段，要注意什么，应该怎么吃、怎么护理、怎么做胎教，让腹中的胎宝宝得到更好地成长。

　　本书知识点细致而实用，一天一页，从胎宝宝的变化，到孕期常识的普及，再到孕期营养、护理、胎教，事无巨细，面面俱到。翻开这本书，就像有个孕产专家与你面对面，相信它能帮助你从容地度过一生中最有意义的这一段时光。

目 录

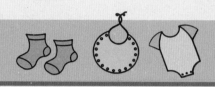

孕 1 月

BABY 忐忑不安地期待着

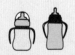

孕2月

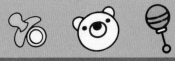

喜悦于宝贝的到来

孕5月

BABY

突如其来的惊喜，宝宝动了

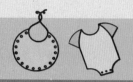

孕6月

BABY

"孕味"风姿如此迷人

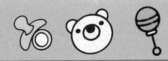

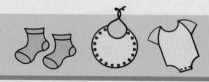

孕 8 月

BABY

大腹便便，憧憬和宝宝见面

孕9月

BABY

宝宝离你越来越近，幸福近在眼前

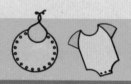

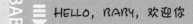
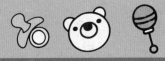

孕10月

BABY HELLO, BABY, 欢迎你

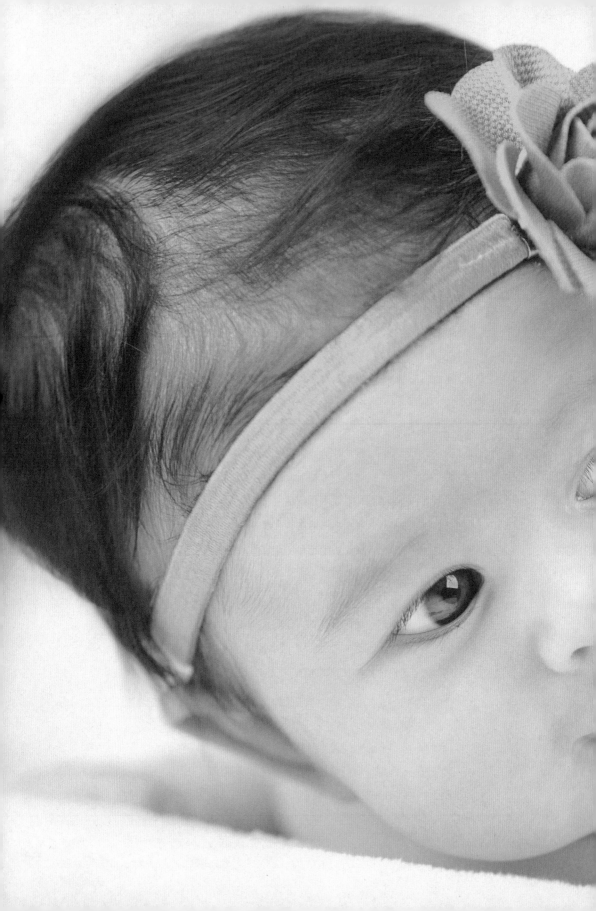

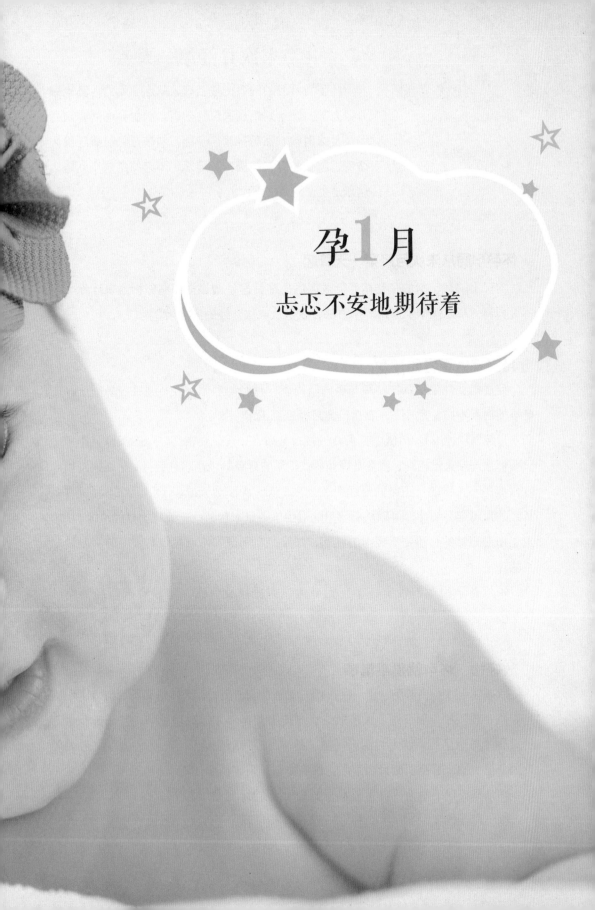

孕1月

忐忑不安地期待着

末次月经第一天

怀孕与月经的关系比较密切，就连孕周的计算也跟月经有关。怀孕妈妈到医院验孕时，医生会询问末次月经是什么时候，然后推算出孕周。"来月经时我还没怀孕呢，怎么能算入孕周？"准妈妈不必纠结这个问题，这只是个通用做法而已。

✓ 怀孕孕周从末次月经第一天算起

实际上的怀孕指的是受精卵形成以后的事，但是如果按照精卵相遇来计算孕周不太容易，所以医学上通用一个方法，就是从末次月经的第一天算起。

✓ 月经规律更容易怀孕

月经是女性生殖系统健康与否的晴雨表，月经调顺比月经不调更容易受孕。在备孕的时候不妨注意一下，看自己的月经是否正常。

月经周期标准是 28 天，前后几天没有关系，一般只要在 24 ~ 35 天都算正常，只要每次周期大致相同，就算是规律的；正常的月经颜色是暗红色，偏粉红或发黑、发紫都是不正常的；正常的月经期是 3 ~ 7 天，少于 3 天或多于 7 天都不算正常；月经的量不容易统计，可以从所使用的卫生巾数量来判断，一般每次月经用掉 20 片卫生巾是正常的；还要看经血的性状，如果经血稀薄如水或其中有较多的凝血块，不能算正常。

如果备孕很久都没有怀孕，而身体没有器质性病变，可以考虑调经，促进怀孕。

✓ 放轻松，怀孕就是平常事

如果你正在积极备孕，恐怕最扫兴的就是发现"哎哟，大姨妈又不请自来了"！别着急，放轻松，要知道，大多数夫妻平均需要半年才能成功受孕，"一击即中"的只有少数幸运儿。整天纠结于怀孕、备孕，很可能会让你"压力山大"，进而导致内分泌失调，甚至引起月经紊乱，影响排卵，阻碍受孕计划。

怀孕是天赋的能力，只要身体健康、时机成熟，自然水到渠成。

调整身心至关重要

百年大计，"造人"为本！接下来的这半个月要好好计划一下了，记住生理时间，调整自己的身心状态，为孕期精心准备。

⊘ 完成为人母的角色过渡

在孕前做好心理准备，不仅能更快地完成为人母角色转变，也有利于准妈妈在孕期保持一份轻松、平和的心态，避免容易导致心理失调的因素。特别提醒准爸爸更要大度体贴，提升妻子的幸福指数，这样生下来的宝宝会更健康、更聪明。

⊘ 将身心调整为孕期模式

怀孕后，身体姿态和容貌会发生变化，难免会使准妈妈产生不安；由于荷尔蒙分泌异常，心理活动更是复杂多变；在工作、生活中会遇到许多难以预料的困难，会让准妈妈措手不及……因此，要提前了解孕育知识，做好面对这些变化的心理准备。

在接下来的一段时间，不管有没有怀孕，准父母都不要擅自用药，以免影响精、卵的质量。如果感冒、发烧，应在告知医生怀孕计划后，遵医嘱治疗。

⊘ 为孕期精打细算

孕产期的医疗花费、因休产假带来的收入减少、宝宝出生后的各项开销……一切都需要精打细算。建议准妈妈和准爸爸一起列一个细致的开销单。各项目的花费可以参考其他妈妈的经验，并根据自己的承受能力列出一份详细的孕育账单，会让准妈妈真正有备无患。

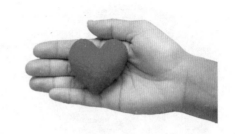

第 **3** 天

✔ 营养

补充叶酸，预防胎宝宝神经管畸形

在整个孕早期，叶酸对于预防胎宝宝神经管畸形起着很重要的作用。建议从怀孕前 3 个月开始每天摄取 400 微克叶酸，一直坚持补充到孕期的第 3 个月。

✅ 补叶酸的重要提示

1. 叶酸的补充可以通过食物也可以服用叶酸增补剂，一般每天服用 0.4 毫克的叶酸增补剂就可以有效预防胎宝宝神经管畸形的发生。这里还要提醒的是，服用叶酸增补剂最好在医生的指导下进行。

2. 过量的叶酸会掩盖维生素 B_{12} 缺乏的症状，干扰锌的代谢，引起锌缺乏，因此每天叶酸的摄入量最大也不要超过 1 毫克。

3. 叶酸补充最好在怀孕前 3 个月到怀孕后 3 个月期间，怀孕前就保证叶酸维持在一定的水平，可以保证胚胎早期有一个较好的叶酸营养状态。

✅ 别忽略了食物中的叶酸

叶酸在很多食物中都含有，而且都很常见，可以常常选择性地吃一些，含叶酸丰富的食物有：

绿色蔬菜如：莴苣、菠菜、西红柿、胡萝卜、青菜、花椰菜、油菜、小白菜、扁豆等。

新鲜水果如：橘子、草莓、樱桃、香蕉、柠檬、桃、杨梅、海棠、酸枣、石榴、葡萄、猕猴桃、梨等。

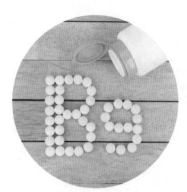

动物食品如：动物的肝脏、肾脏、鸡肉、牛肉、羊肉等。

豆类、坚果类食品如：黄豆、核桃、腰果、栗子、松子等。

谷物类如：大麦、米糠、小麦胚芽、糙米等。

如何让精子和卵子更优质

每一个准妈妈都希望将来的宝宝健康，而先天的条件在很大程度上决定了宝宝未来的健康状况，所以，从决定怀孕时起，准妈妈就要为培养身体健康的宝宝做准备了，其中第一步就是培养优质的卵细胞。

✓ 有益卵细胞的食物

黑豆：可补充雌激素，调节内分泌。可以在经期结束后连吃 6 天黑豆，每天吃 50 颗左右，或者直接饮用黄豆浆、黑豆浆。

枸杞、红枣：可以促进卵泡的发育。可以直接用枸杞、红枣来泡茶或者煮汤。每天的食用量是枸杞 10 粒，红枣 3 ～ 5 个。

身体健康也没有不良习惯的准妈妈，不妨每周吃 1 次海产品，1 次动物肝脏，1 ～ 2 次牛肉及豆类，并丰富每天进食的果蔬种类，以此保证身体的营养需求，进而优化卵细胞的质量。

优生优育不是准妈妈一个人的事，准爸爸也要积极投身进来，因为精子质量的优劣，对胎宝宝有着不可低估的影响。在打算生育之前，准爸爸最好做一个全面的体检，排除疾病因素，看看精子状况，以免发生问题再采取亡羊补牢的行动。

✓ 不可滥用药物

很多药物对准爸爸的生殖功能会产生不良影响，常见的有抗组胺药、抗癌药、咖啡因、吗啡、类固醇、利尿药物等。所以，准爸爸不可滥用药物，在不得不使用药物的时候，应该咨询医生。

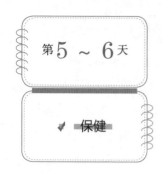

孕前检查很重要

孕前检查可以避免不必要的流产和宫外孕等并发症的出现，排除疾病对准妈妈及胎宝宝产生不良影响，此外，孕前检查对于孕育一个健康的宝宝也非常重要。

✓ 准妈妈孕前检查的一般项目

1. 生殖系统。筛查滴虫、霉菌、支原体、衣原体感染引起的阴道炎等炎症，以及淋病、梅毒等性传播疾病。

2. 脱畸全套。检查是否有风疹、弓形虫、巨细胞病毒感染。

3. 尿常规检查。检查肾脏有无疾患，是否能承担孕期的巨大负担。

4. 口腔检查。检查牙齿，预防在孕期发生牙周炎等疾病，避免拔牙。

5. 肝功能能检查。检查乙肝全套，避免胎宝宝感染肝炎或发生早产。

✓ 准妈妈孕前检查的特殊项目

1. 激素六项检查。月经不调、长时间不孕的妈妈需要做这个检查。

2. ABO 溶血症检查。妈妈为 O 型血，爸爸为 A 或 B 型血，或者之前有过不明原因流产的要做这个检查，避免宝宝发生溶血。

3. 染色体异常检查。如果家族中有遗传病史，要做这个检查，避免遗传给胎宝宝。

✓ 准爸爸的检查项目

1. 精液检查。精液检查是准爸爸孕前检查最重要的项目。准爸爸应保证检查前 3 ~ 5 天不同房。

2. 染色体异常检查。如果家族中有遗传病史，准爸爸也需要做该项检查。

3. 生殖系统检查。生殖系统是否健全是孕育宝宝的前提，除了排除生殖系统不健全因素外，还要考虑传染病，特别是梅毒、艾滋病等，虽然这些病的病毒对精子的影响现在还不明确，但是这些病毒可能通过爸爸传给妈妈，导致胎宝宝畸形。

4. 肝功能检查。

读一读白居易的《燕诗示刘叟》

唐代诗人白居易在诗中描述了燕子爸妈不辞劳苦，细心地喂养大了四只小燕子，而小燕子却在羽翼丰满之后不顾燕子爸妈的呼叫，飞离了巢穴，头也不回地远去，留下父母整夜悲鸣。

梁上有双燕，翩翩雄与雌。衔泥两椽间，一巢生四儿。

四儿日夜长，索食声孜孜。青虫不易捕，黄口无饱期。

觜爪虽欲敝，心力不知疲。须臾十来往，犹恐巢中饥。

辛勤三十日，母瘦雏渐肥。喃喃教言语，一一刷毛衣。

一旦羽翼成，引上庭树枝。举翅不回顾，随风四散飞。

雌雄空中鸣，声尽呼不归。却入空巢里，啁啾终夜悲。

燕燕尔勿悲，尔当返自思。思尔为雏日，高飞背母时。

当时父母念，今日尔应知。

⊘ 赏析

这首诗是白居易写给一位刘姓老者的，老者疼爱的孩子也离开了他，这让老者感觉很悲哀。但刘姓老者在年轻时却也是这样离开父母的。

正所谓养儿方知父母恩，直到自己孕育孩子之后，才能更深刻地理解当年父母对你的种种无私疼爱，这种情感上的新认知，会让准爸妈对自己的父母开始全新的理解，而相似的孕育经历能让准爸妈和自己的父母的心灵更加贴近。

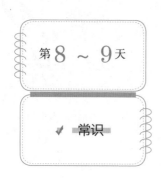

有流产史如何护理

有过流产史特别是多次流产形成自然流产的准妈妈千万不要急着怀孕，最好待半年以后再考虑怀孕的事，在这半年里，还要注意调养，让身体和子宫都得到恢复，从而减少再次流产的发生。

⊘ 重视孕前检查

有过流产史的准妈妈，孕前检查最主要的是要做遗传学检查，夫妻双方都要检查染色体是否有变异，另外做溶血检查，包括 ABO 血型检查和 Rh 血型检查，还要做生殖系统检查，准妈妈有妇科炎症，准爸爸有菌精症等，都要治疗，痊愈后再怀孕。另外，准妈妈最好检查子宫内口，如果有松弛现象可以先做内口缝扎术。

⊘ 孕前坚持调养

人流对身体损伤很大，人流后要注意营养饮食，休息好，避免负重，避免工作太劳累，还要注意个人卫生，一般能把身体调理好。

⊘ 怀孕后坚持保健治疗

怀孕后，要加强和医生的联系，多监测怀孕情况。如果黄体功能不全，要坚持治疗，使用药物的时间要超过上次流产的妊娠时间，上次流产如果发生在孕 3 月，那么这次怀孕坚持用药时间必须长于孕 3 月。

⊘ 保证良好的生活环境

在日常生活中，也要多加小心。首先要多注意休息，不要太劳累，不要做剧烈运动，并且要避免房事，尤其在容易发生流产的孕早期，在上次流产的妊娠期内更要避免。其次，情绪要稳定，生活规律，避免接触有毒物质和放射性物质的照射，用电脑的时间每周不要超过 20 小时。

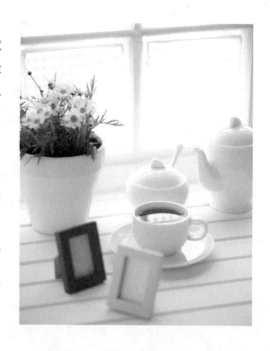

补充维生素 E 提高受孕概率

维生素 E 对怀孕有一定帮助，不过决定怀孕的因素有很多，并非光补充维生素 E 就能怀孕的，孕前是否需要服用维生素 E 应该根据个人的具体情况确定，不可自己随意滥用。

✓ 孕前补充维生素 E 的作用

维生素 E 能维持生殖器官正常机能，促进卵泡的成熟，使黄体增大，增加孕酮的作用，从而增加受孕率。不仅女性补充维生素 E 可帮助受孕，男性常吃含维生素 E 丰富的食物，或在医生的指导下服用维生素 E 制剂，也能提高精子活力，增加受孕概率。

✓ 孕前怎么补充维生素 E

建议如果准妈妈准备在孕前服用维生素 E，最好咨询专业的医生，以免产生不良后果。

另外，食补其实是补充维生素 E 的最佳途径。准妈妈可通过适量多吃一些含维生素 E 丰富的食物来补充维生素 E，无须特意服用维生素 E 丸。

植物油是维生素 E 最好的食物来源，如麦胚油、玉米油、花生油、芝麻油等，麦胚油含维生素 E 量最多。除此之外，含维生素 E 丰富的食物还有芝麻、核桃仁、瘦肉、乳类、蛋类、花生米、莴苣等，此外还有大豆、花生、核桃、瓜子、动物肝、蛋黄、奶油，以及玉米、黄绿色蔬菜等。

值得注意的是，因维生素 E 在食品加工中容易被破坏，所以在烹调食物时要注意温度不宜过高，时间不宜过久，以免造成维生素 E 的损失。

> 贴心提示
>
> 维生素 E 虽然无毒，但当服用高剂量时（每天多于 1200 国际单位），可引起反胃、胃肠胀气、腹泻和心脏急速跳动等不良反应。因此，准妈妈一定要遵照医生嘱咐，科学补充。

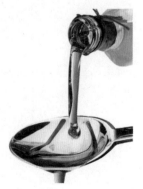

适度运动增强体质

准妈妈怀孕后，身体会变得慵懒而容易疲惫，不爱运动，这对怀孕是很不利的，建议准妈妈怀孕后要继续创造机会多运动，尽量保持身体健康。

✓ 孕期运动的好处

孕期运动的好处很多，最直接的有以下几点：

控制体重 孕期体重的增加是正常而且必要的，但如果超过合理的增加范围，除了可能会为胎宝宝及准妈妈带来危险之外，也会造成体内脂肪增加过多，使胎宝宝不易分娩出来。因此，孕期适度运动可帮助准妈妈将体重控制在合理的范围内。

维持肌肉张力 在孕期，准妈妈要注意适度训练重点部位的肌群，可以维持肌肉的张力，有助于产程进展。

放松心情 运动有助于放松情绪，帮助准妈妈缓解孕期的紧张情绪。

✓ 正确做运动

运动的正确性比运动量更重要，做运动的时候注意以下几点：

全身性锻炼 做运动的时候，要使身体各个部位获得充分的锻炼，这样做完运动身体就会感觉舒服。

选择温和的运动 准妈妈不宜进行剧烈的运动，最适合准妈妈的运动有散步、瑜伽、孕妇体操等。

保持正确的呼吸 做运动的时候吸气和呼气的时间要相同，不论呼气还是吸气，胸部都应维持不动，只有腹部规律起伏。这样腹式呼吸可以供给身体更多的氧气。

欣赏电影《千与千寻》

如果你看过宫崎骏的电影，一定不介意重温；如果你没有看过宫崎骏的电影，千万不要错过，在孕期这样的时间，最适合的就是这种带着诚意直击人的内心最深处的电影了。比如《千与千寻》。

少女千寻和爸爸妈妈在迁往新家的路上误入了一个奇怪的世界——一座中世纪的小镇。爸爸妈妈因为贪吃小镇的食物变成了猪，惊慌失措的千寻在白龙的指点下向汤婆婆寻求一份工作，以解救父母。

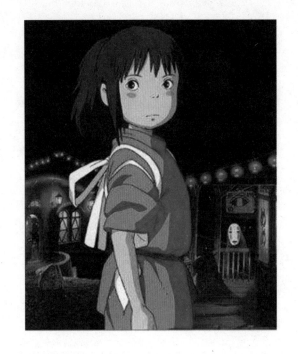

被迫投入工作的千寻从一开始的手忙脚乱，渐渐做到有条不紊。她帮助大家都避之不及的河神洗好了澡，得到了河神的馈赠，并利用这份馈赠解救了白龙和无脸男，最终和父母回到了正常世界。

我们不会经历千寻这样的冒险，但我们也会经历千寻的惊慌和迷茫。在这种时候，要怎么选、怎么做，是我们每个人都要思考的问题，也决定了我们的幸福感来自何处、持续多久。

电影里有一句非常温暖而且富有哲理的台词——"不管前方的路有多苦，只要走的方向正确，不管多么崎岖不平，都比站在原地更接近幸福。"我们每个人，每一天都在更加接近幸福。

一颗受精卵形成了

一颗名叫"幸运儿"的小精子，裹挟在数以亿计的精子群中，奋力前行。他将穿越漫长而充满艰难险阻的"赛道"，一举夺冠，第一个拥抱卵子，他们紧密融合并将逐渐发育成为你们最疼爱的宝贝。

在孕早期受精卵着床时，准妈妈有可能出现轻微出血，像是少量的月经来潮，这是受精卵着床后的一种生理反应，现代医学称之为"孕卵植入性出血"。

这种出血现象是由多种原因引起的，一般是因为受精卵植入后，胎盘未能合成足够量的雌激素和孕激素，卵巢功能继续活动；而原始胎盘还未形成，覆盖在囊胚表面的包蜕膜与真蜕膜之间未完全融合，存在腔隙，所以子宫内膜仍可脱落，出现出血。

精子和卵子结合后，就形成了一个受精卵，受精卵从输卵管分泌的液体中吸取营养和氧气，不断进行细胞分裂。与此同时，受精卵逐渐向宫腔方向移动，在受精后 6 ~ 8 天进入子宫内膜，这个过程就叫作着床。

与此同时，在那个将来会发育成羊膜囊的空腔里，细胞群周围开始有羊水积聚。怀孕期间，羊水都会一直包裹着宝宝，起到保护作用。胚泡是通过微小通道与子宫壁血管相连来获得氧气和营养物质。

此时，胎宝宝的性别已经确定了。如果精子携带的性染色体是 X 染色体，胎宝宝就是女孩，性染色体是 Y 染色体，胎宝宝就是男孩。

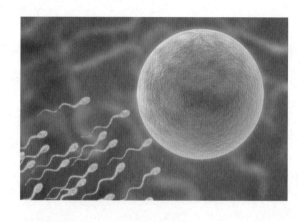

第 16 天

✔ 常识

暂时离开对怀孕不利的工作环境

在决定备孕后，最好先了解一下自己的工作性质和工作环境是否对怀孕造成影响，如果有影响，一定要在怀孕之前3个月开始做调整，暂时离开那些不利于怀孕的环境。

⊘ 对怀孕不利的工作环境有哪些

1. 铅、汞、镉、农药、氯乙烯等化学物质有导致流产、死胎、畸形、婴儿智力低下的可能，如果工作中经常要接触这些物质，最好申请暂时调离。

2. 二硫化碳、二甲苯、苯、汽油等有机物，可使流产率增高，在加油站、橡胶工厂、干洗店工作的准妈妈需要调离。

3. 高温环境、剧烈的振动、巨大的噪声都有可能导致畸形或流产，如果工作环境中有这样的因素，也要申请调离。一些工厂的生产车间存在这样的不利因素，要尽早离开。

4. 严重的电磁辐射、电离辐射可致胎儿畸形，即使穿着防辐射服都可能无济于事，最好即使调换岗位。存在这些不利因素的工作有医院、工厂的放射室，电磁研究实验室、电子产品生产车间等。

5. 风疹病毒、流感病毒、巨细胞病毒，一旦感染，也可能导致流产或畸形，传染科室的医生、护士要早早调换工作岗位。

⊘ 什么时候提出调离合适

环境对人体的影响是有时效的，并不是离开这个环境，这个环境对身体的影响就立刻会消除，所以考虑怀孕的时候，就要考虑调离这些不利于怀孕的工作环境了。容易导致畸形的工作环境要早些离开，离开后1~3个月再怀孕比较合适。那些易致流产的环境在确定怀孕后再离开也不迟。

日常的办公设备和家电辐射的强度较弱，不需太担心，在近距离接触时穿上防辐射服即可。

饮食要注意营养均衡

从怀孕起，准妈妈就要建立起营养均衡这个观念。尽量安排好每天的饮食生活，养成均衡、良好的饮食习惯，不偏食、挑食，尽量将食物烹调得美味可口，增进食欲，以确保满足准妈妈身体和胎宝宝成长对营养的需求。

✓ 引起营养不均衡的原因

偏食、挑食

引起准妈妈营养不均衡的原因，除了少数准妈妈身体吸收功能不良，大部分都是偏食、挑食引起的。

食用过于精细的食物

食物做得过于精细，会丢失很多食物中的有些微量元素、维生素和植物纤维会有所丢失，而这些物质是人体不可缺少的，长期食用该类食物，会导致人体中营养不均衡。

✓ 如何做到营养均衡

检查每天摄入的营养素

保证准妈妈的食谱中含有供给主要能量的谷物类食物，含有供给优质蛋白质的鱼、肉、蛋类食品，含有可以提供矿物质、维生素的蔬菜，饭后确保吃些水果等。

调整饮食态度

偏食的准妈妈要鼓励自己尝试一下那些自己特别不喜欢的食物。事实上，人们不喜欢某些食物并不完全是口味上的偏好导致的，更多的是心理因素导致的，当准妈妈从心理上接受了这种食物，口味上也就不会那么排斥了。

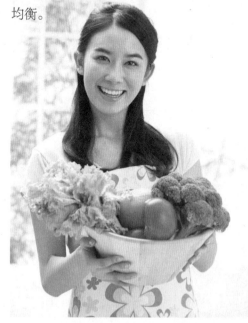

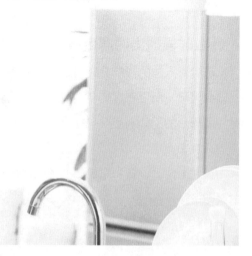

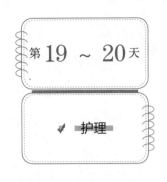

确定受孕后要谨慎性生活

孕早期，胚胎和胎盘正处在形成时期，胎盘尚未发育完善，如果此时进行性生活，容易引起子宫收缩，加上精液中含有的前列腺素对产道的刺激，使子宫发生强烈收缩，很容易导致流产。因此，在孕早期，准爸妈都需要克制一下。

✓ 暂停性生活需要准爸爸的理解

准妈妈在怀孕期间，性欲可能会有所减退，加上早孕反应带来的不同程度的不适感，一天下来会感觉特别疲劳，对性生活的兴趣自然也会降低，性生活容易陷入困顿和不和谐的境地。这时准爸爸不要不满和抱怨，而是要通过其他的方式来调节二人的关系，比如陪伴准妈妈听听歌、散散步等。

✓ 准爸爸要学会转移注意力

准爸爸对性的要求可能要比准妈妈强烈一些，但为了胎宝宝的健康，准爸爸只能牺牲一下，暂时忍忍了。但只要找到好的替代方式来释放多余的"精力"，准爸爸依然能安然快乐地度过准妈妈的"不便"期。

比如：准爸爸可以主动帮准妈妈承担一些家务，或者学做几道营养菜给准妈妈吃，或者替准妈妈看一些孕产类的图书，然后讲解给准妈妈听。总之要让自己忙碌起来，这样才能够转移注意力，"忘记"很多事情。

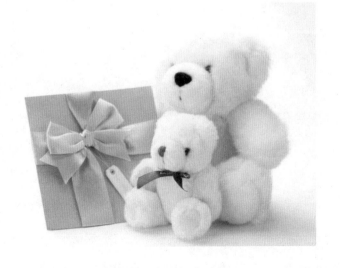

妙趣横生的手指画

手指画简单好玩，特别容易上手，不用学什么复杂的绘画技法，所需要的工具和材料都非常简单，专用手指画颜料，加上纸和笔，最好配上工作罩衫和袖套就行了！

准备材料：

专用手指画颜料（在各大网上商城和儿童玩具店可以买到）、纸、笔。

✓ 漫画人物手指画技法

1. 手指蘸上喜欢的颜色，在纸上按下手指印。

2. 用笔在手指印上勾勒出各种人物表情。

✓ 可爱小动物手指画技法

1. 同样的方法在纸上按下手指印。

2. 发挥想象力，用笔在手指印上画出各种可爱小动物形象。

只要发挥一点想象力，还可以画出很多漂亮的手指画哦，渐渐地你还能自如地运用多个手指印来画出更丰富多姿的画。

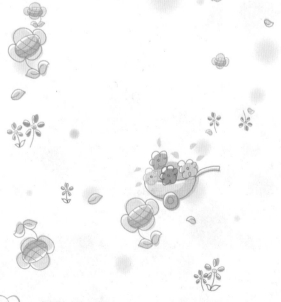

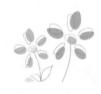

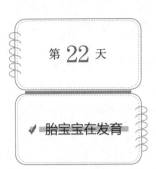

第 22 天

✔ 胎宝宝在发育

开始有生命体征了

从受精卵形成到着床一般需要 7 ~ 10 天，所以在第 4 周的时候，有的已经完成着床，有的却正在准备着床或正处于着床的过程中。

受精卵着床完成以后，胚胎慢慢长大，这时胎儿大脑的发育已经开始，胚胎不断地分裂，一部分形成大脑，另一部分则形成神经组织。这时准妈妈要特别注意加强营养，丰富的营养会给胎儿脑细胞和神经系统一个良好的成长环境，这时候，胚胎已经可以从母体吸取营养和氧气了，是由一些微小的通道和子宫壁血管相连来获得的。

大约在本周末，胎盘开始发育，胎盘会逐渐接替这些微小的通道开始给胎宝宝提供成长所需要的营养和氧气了。这时候胎宝宝受到母体的影响会增大，并进入了致畸敏感期，所以准妈妈一定要小心避开致畸因素。

从发育规律上看，孕 4 ~ 5 周是胎儿的发育敏感期，因为此时是胎宝宝神经、心脏、血管系统开始出现并发展的时期，最敏感，最容易受到损伤，许多致畸因素在此时非常活跃，多数的先天畸形都是在这个时期发生的，因此，妈妈一定要保护好自己，从而给宝宝一个安全的发育的环境。

··· 贴心提示

不要照 X 线，不要做 CT。

不要做剧烈的运动，并避免感冒、受凉。

不要吃药，不要抽烟、喝酒、喝咖啡，多吃营养健康的食物。

少接触化学物质，要做好防护措施。最后一点就是一定要认真服用叶酸片。

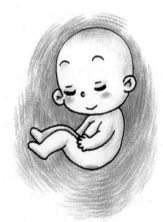

第 23 天

✓ 常识

你的身体会出现什么变化

怀孕后，准妈妈会出现一些身体不适的感觉，这是早孕反应，最早可以出现在孕 4 左右，这些不适症状一般不需特殊处理，妊娠 12 周后随着体内 HCG 水平的下降，症状多自然消失，食欲恢复正常。

✓ 早孕反应的表现

早孕反应因人而异，有的人反应强烈，有的人基本上没有反应。总体来说，早孕反应一般表现为：

1. 出现类似感冒的症状。如体温升高、头痛、精神疲乏、情绪低落、脸色发黄、食欲不佳等。

2. 有恶心想吐的感觉，清晨或空腹时甚至会呕吐。在怀孕期间，准妈妈体内会分泌大量的黄体素来稳定子宫，减少子宫平滑肌的收缩，但同时却也会影响肠胃道平滑肌的蠕动，出现反胃、呕酸水等现象。

3. 口味发生了变化。本来喜欢吃的东西，现在看到就恶心，而一些本来不喜欢吃的反而很想吃。有些准妈妈会嗜好吃酸的，也有些准妈妈会嗜好吃辣的。

4. 乳房也会发生变化，感觉肿胀，触碰有痛感等。

5. 嗜睡。胎宝宝在发育的过程中需要从母体吸收大量的营养，会消耗准妈妈的营养和体能，因此准妈妈会感觉到很疲惫，经常犯困。

✓ 不要把早孕反应当感冒

出现早孕反应的时候，敏感的准妈妈一般能够很敏感地意识到好孕到了，身体感觉难受的同时，也有惊喜，不过那些有些迷糊的准妈妈此刻更多关注的是类似于感冒的症状，单纯地认为自己感冒了，就会去打针吃药治疗了，这是最不应该出现的情形。

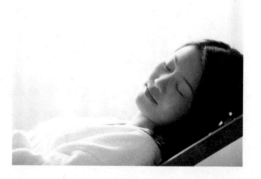

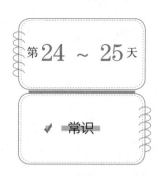

第 24 ～ 25 天

✔ 常识

验孕的方法有哪些

精卵相遇结合后，怀孕的事实就存在了，最方便的验孕方法是验孕棒，准妈妈自己在家就可以操作，最准确的验孕方法是 B 超，需要到医院做。

✓ 验孕棒验孕法

验孕时间：夫妻同房后 14 天左右。

验孕方法：验孕棒在普通药房就可以买到，如何使用在说明书上有详细的介绍，照做即可。一般是用干净的容器收集早上的第一次尿液，然后将验孕棒标有箭头的一段浸入尿液中，静置 3 ～ 5 秒钟后取出平放，5 分钟内观察结果。如果验孕棒显示一条红线，说明没有怀孕，如果有两条明显红线说明已经怀孕，如果两条红线一深一浅，则表示目前还无法确定，需要过几天再测一次。如果自己不方便操作，可以到医院验尿，这跟验孕棒是同样的道理。

✓ 基础体温辅助法

一直在测量基础体温的准妈妈，此时可以借助基础体温表判断怀孕与否。如果经过了排卵期的最低温度，体温上升后，维持高温的时间超过了 18 天，就可能是怀孕了。

✓ B 超验孕法

验孕时间：月经超期 7 ～ 10 天时。

验孕方法：验孕阴道 B 超和腹部 B 超都可以，做的时候能在超声波屏幕上看到圆形的妊娠环。

···· 贴心提示 ····

验孕棒的验孕准确率虽可达到 98%，但是无法区别宫外孕和葡萄胎，所以最终还要通过 B 超验孕，避免发生意外。不过，验孕棒验孕后不要急着马上做 B 超，要等 7 ～ 10 天以后再做才能有明确的结果。

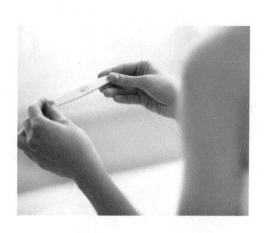

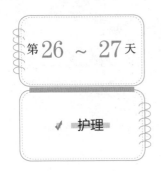

怀孕早期感冒了怎么办

怀孕之后，准妈妈的鼻、咽、气管等呼吸道黏膜肥厚、水肿、充血，抗病能力下降，所以也比较容易感冒，一旦感冒，准妈妈要分情况采取必要的措施。

✓ 轻重感冒不需吃药

在孕早期胎器官形成时，药物对胎宝宝有一定的影响，所以准妈妈不要随便吃药。一般准妈妈仅有鼻塞、轻微头痛的症状时，不需用药，只需要注意休息、多喝温开水，大概一个星期左右就能好。

✓ 缓解感冒的食疗方

当准妈妈感冒时，可采取以下食疗方来帮助缓解感冒。

风寒感冒食疗方

1. 大米 100 克煮成稀粥，然后加米醋 2 匙，葱须、姜末适量煮至再沸，趁热吃。

2. 带皮生姜 10 片，带须葱头 10 个，红糖适量，加粳米煮粥。热服 1 碗，每日 1 次，连服 5 日。

3. 大白菜根 3 个，洗净切片，加大葱根 7 个，煎汤 1 碗，加白糖适量，趁热服下，盖上被子出汗后即愈。

4. 生姜丝 25 克，白萝卜丝 50 克，加水适量煮 15 分钟，再加适量红糖煮沸，趁热喝下，盖上被子出汗后即愈。

咳嗽食疗方

1. 白萝卜 150 克切片，加水 900 毫升，煮至 600 毫升，加白糖 5 克，趁热服 1 杯，1 小时后再服 1 杯。

2. 若感冒伴有咳嗽，可用 1 个鸡蛋打匀，加入少量白糖和生姜汁，用开水冲服。

3. 把梨洗净后去皮去核，切成大块，放入碗中，加入冰糖，再入蒸锅蒸软就可以了。或直接将梨切块后放入锅中，加冰糖和水炖软即可。少量多次饮用。

朗读诗歌《开始》

一直以来，你都是父母的宝贝，即使长大了，他们眼中你还是那个曾经的孩子，现在你自己也要成为一名母亲了，这可能让你开始思考这样一个问题了吧：生命到底意味着什么？来吟诵这首泰戈尔关于生命的诗歌——《开始》吧。

开 始

"我是从哪儿来的，你，在哪儿把我捡起来的？"孩子问他的妈妈说。

她把孩子紧紧地搂在胸前，半哭半笑地答道："你曾被我当作心愿藏在我的心里，我的宝贝。

"你曾存在于我孩童时代的泥娃娃身上；每天早晨我用泥土塑造我的神像，那时我反复地塑了又捏碎了的就是你。

"你曾和我们的家庭守护神一同受到祀奉，我崇拜家神时也就崇拜了你。

"你曾活在我所有的希望和爱情里，活在我的生命里，我母亲的生命里。

"在主宰着我们家庭的不死的精灵的膝上，你已经被抚育了好多代了。

"当我做女孩子的时候，我的心的花瓣儿张开，你就像一股花香似地散发出来。

"你的软软的温柔，在我青春的肢体上开花了，像太阳出来之前的天空上的一片曙光。

"上天的第一宠儿，晨曦的

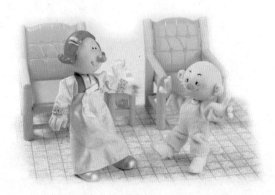

孪生兄弟，你从世界的生命的溪流浮泛而下，终于停泊在我的心头。

"当我凝视你的脸蛋儿的时候，神秘之感淹没了我；你这属于一切人的，竟成了我的。

"为了怕失掉你，我把你紧紧地搂在胸前。是什么魔术把这世界的宝贝引到我这双纤小的手臂里来的呢？"

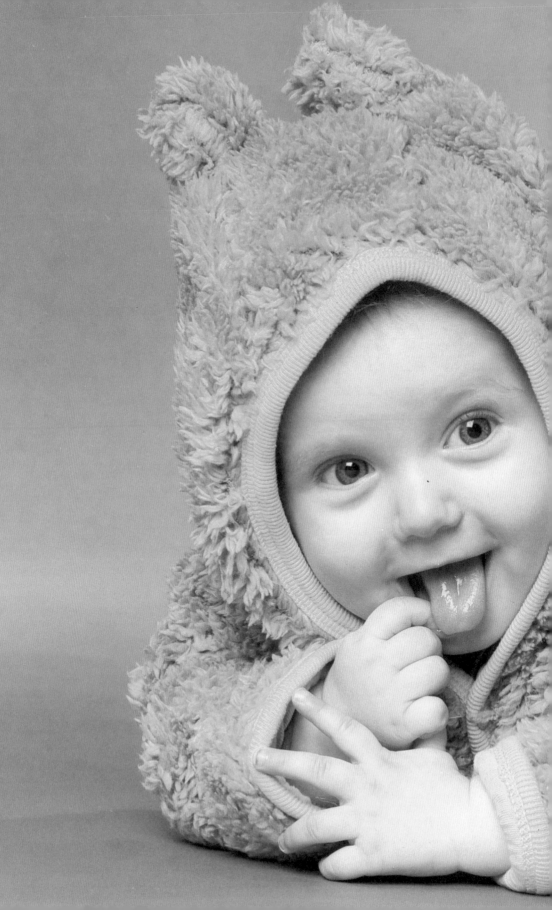

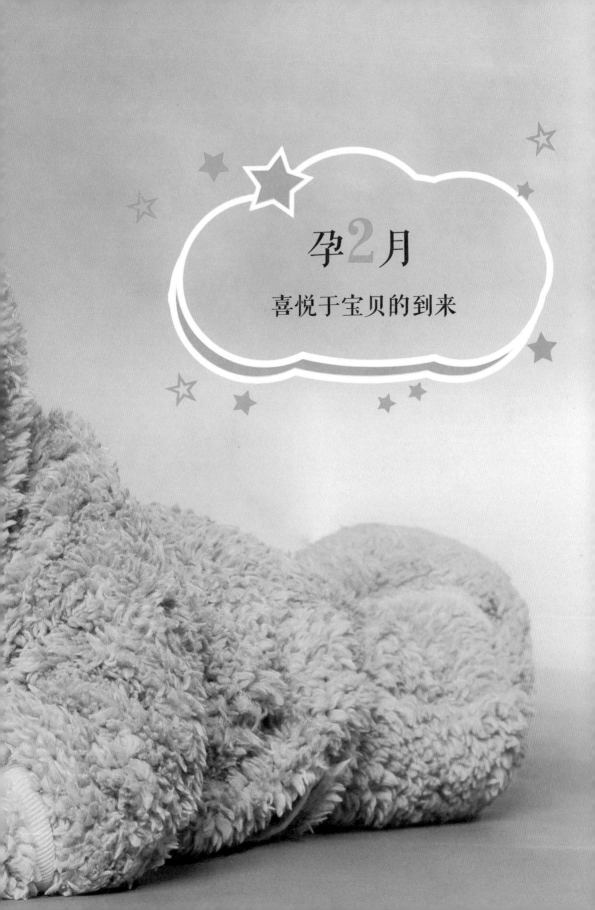

孕2月

喜悦于宝贝的到来

只有一颗苹果籽那么大

现在，在医院借助仪器观察细小的胚胎，你看到的将是一个外形酷似海马的苹果籽。这一周，胎宝宝会有突飞猛进的增长，到本周末，胎宝宝会长到 11 ~ 13 毫米，看起来就像是一粒小葡萄。

怀孕第 29 天胚胎的发育仍然在马不停蹄地进行，其内细胞群会形成 3 个胚层：外胚层、中胚层和内胚层。这 3 个胚层是胎宝宝发育的根基，将在以后慢慢分化发育成各重要的身体器官：内胚层将发育成肺、肝脏、甲状腺、胰腺、泌尿系统和膀胱；中胚层将发育成骨骼、肌肉、心脏、睾丸或卵巢、肾、脾、血管、血细胞和皮肤的真皮；外胚层最后将形成皮肤、汗腺、乳头、乳房、毛发、指甲、牙釉质和眼的晶状体。另外，外胚层在本周会出现神经管道，将来脊髓、大脑、神经、骨干会由这条神经管道发育而来。

在这 3 胚层之外还包裹着胚泡壁，胚泡壁现在是一个空腔，其细胞群周围开始有羊水积聚，而这个空腔很快就会发育成羊膜囊。羊膜囊中的羊水会一直包裹着的胎宝宝，给他保护。

此时的胎宝宝大约有 5 毫米长，只有一颗苹果籽大小，但是已经具备了一定的人类特征。

外貌：胚胎的上面和下面开始形成肢体的幼芽，这些幼芽将来会形成宝宝的手和腿，将来形成嘴巴的地方有一个开口，在其下方则出现了一些小的褶皱，这是脖子和下巴的雏形。面部器官的形状或功能也有部分在本周形成，鼻孔能够清楚地看到，眼睛的视网膜也开始形成。

功能：宝宝的小心脏在这一周会分化出左心室和右心室，开始有规律地跳动并能泵血了。连接脑部和脊髓的神经管此时也开始工作了。胎宝宝的肾脏和肝脏本周也开始生长，主原肠也开始发育。

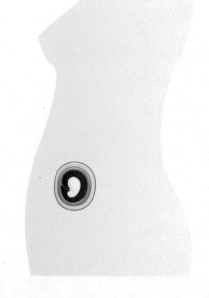

提前了解孕期建档

《母婴健康手册》对准妈妈非常重要。它跟踪记录着准妈妈孕期的健康状况、胎宝宝发育情况，以及宝宝出生后的保健等至关重要的信息。准妈妈应选择一家合适的医院办理孕期建档。建档时间及内容因地区不同而有所差异，准妈妈可在建档时向当地医疗机构确认。

✓ 办理时间

通常在准妈妈进行第一次产检的时候，若产检结果一切正常，医生就会为准妈妈建立孕期体检档案，并把该次产检结果也记录在档案上。

✓ 需要提供的材料

办理孕期体检档案需要提供的证件一般有准妈妈的身份证、医保卡，根据医院的要求不同，有的医院还需要出示生育证，有的不需要，所以建议将相关证件一起带上，避免反复取证件而浪费时间，有些大城市的医院还需要户籍不在本市的准爸妈提供暂住证和结婚证等。办理完成后，这个手册一般会交给准妈妈保管。

孕期体检档案的办理流程各医院有所区别，需提前咨询将建立档案的医院。

✓ 使用方法

孕期体检档案分为两本，一本是准妈妈和新生儿的，里面有两张表，一张记录产检各项数据，包括准妈妈的身体状况和胎宝宝的发育状况，另一张表是记录胎宝宝出生时状况的。还有一本是提醒给宝宝打疫苗和记录宝宝打疫苗的情况的，因此这两本都要妥善保管好。准妈妈的这本，每次产检都应该随身携带，医生都会把相应的检查数据记录在上面，以便备查。宝宝的那本，以后回访、打疫苗都要用到。

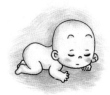
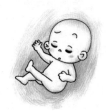
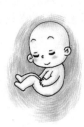

第一次产检时间及项目安排

选择一家合适的医院建档、产检乃至分娩，对准妈妈尤为重要。第一次产检时间及产检项目因地区不同而有所差异，准妈妈可在产检时向当地医疗机构确认。

⊘ 第一次产检时间及项目安排

在确定怀孕后，准妈妈应尽快去医院进行检查，以便准确估计怀孕的时间，并建孕期体检档案（手册或卡片）。

因为床位紧张，北京、上海、广州等大城市的准妈妈在怀孕 7 ~ 9 周的时候，就应去医院进行第一次产检，小城市准妈妈第一次产检的时间不要超过第 12 周。在孕早期应选个时间做以下几项产检：

时间		检查项目
孕早期 （1 ~ 12 周）	体格检查	测量血压和体重
	产科检查	测量宫高、腹围、胎方位、骨盆情况等
	血、尿常规，B 超	检测胎宝宝在腹中的发育情况
	血型检查	检查血型，以备生产时输血，并为可能的胎宝宝宫内死亡、新生儿核黄疸或新生儿溶血症情况做准备
	血清检查	甲、乙、丙、肝病，梅毒，艾滋病检查等项目

产检前一天晚上要休息好，第二天才有体力排队等待。把想要向医生咨询的问题提前列在纸上，以免遗忘。带上背包、笔、卫生纸和小点心，这些都会有用的。当然，最重要的是要带上足够的钱，各项检查需要一笔不小的开支。体检当天，准妈妈一定要空腹，以便采血，同时建议准妈妈穿易于穿脱的衣物，并随身带好医保卡。

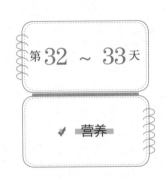
不要盲目进补

怀孕后，准妈妈除了需要摄入自己身体需要的营养，还要供给胎宝宝，这就需要加大摄入量，但是进补需有度，一定要尊重身体的需求，不要盲目而为。

✓ 尊重身体需求

在孕早期，胚胎快速增殖，需要营养，不过准妈妈本身有营养储存，已经足够胎宝宝成长了，所以并不需要额外增加进食量。另外，胎宝宝此时需要的不是量，而是质，所以只要食物搭配能够均衡就可以了。如果在这个时候大补特补，宝宝用不到的营养就会全部长在准妈妈身上，特别容易让准妈妈发胖，给孕后期的生活增加烦恼，还容易引起妊娠综合征。

✓ 纠正进补心态

准妈妈或者家人的一些急切心态是着急进补的推动力，这些心态最好及时纠正。

1. 很多老人家仍然认可"一人吃、两人补"的说法，准妈妈进补太过，很多时候是家人的压力导致的，准妈妈要提高警惕，不能就势大吃大喝，要认真跟家人讲明道理，避免在早期就体重增加超量。

2. 有些妈妈担心，以后孕吐会影响营养摄入，所以现在能吃就吃，提前储存，不知不觉就吃多了。其实孕吐期间，只要少吃多餐，营养摄入是没有问题的。

此时只要定时定量进餐，谷物、肉食、蔬果都吃一些，再添加些海产品、粗粮等就可以了。

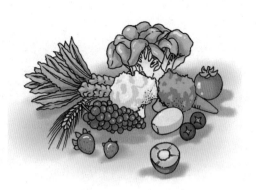

> 贴心提示
>
> 在整个孕早期，孕妈妈体重允许增加量最多不能超过 1.5 千克，否则就太多了。在孕中后期，宝宝体重增加快速的时候，再适当进补也不迟。

如何缓解恶心感及孕吐

怀孕初期，会出现严重的晨昏、乏力、身体不适、恶心呕吐、食欲不振等早孕反应症状。因为恶心、呕吐的原因准妈妈不愿意吃东西，但也必须吃一些有营养的食物，以保证母子需要。

✅ 如何缓解早晨起床后的恶心感

以下几种小方法也可以帮助准妈妈缓解怀孕早期的晨吐：

1.早晨起床时动作要慢。

2.在床边放一些小零食，如饼干、全麦面包等，每天在睡前以及起床前都吃一点，可以减轻晨吐。

3.吃姜也可以缓解恶心的症状。不过每天吃姜的次数不可超过3次。香蕉也有不错的镇定功效，可以减轻恶心、晨吐。

4.喝水时加些苹果汁和蜂蜜，或者吃些苹果酱，可以起到保护胃的作用。

5.清晨刷牙经常会刺激产生呕吐，准妈妈起床后不妨先吃点东西再刷牙。

> 贴心提示
>
> 试着转移怀孕不适带来的消极影响，比如对孕期的生活和饮食做些安排，多看些孕产育儿类的图书、杂志，它们能让你进入准妈妈角色，调动你的积极情绪。

✅ 如何减轻孕吐的症状

准妈妈在饮食和生活习惯上做一点小小的调整，就可减轻孕吐的难受感觉。

1.少吃多餐，避免空腹。可以将一日三餐改为每天吃上5~6次，每次少吃一点。或者每隔2~3个小时吃点东西。

2.茶、柠檬水或甜的碳酸饮料有助于平息反胃的情况。但不要在进餐的同时喝，应在餐前半小时或餐后半小时喝。

3.要多喝水，吸收足够的水分才能避免因呕吐造成的脱水。

4.饮食要清淡，避免吃太油腻或辛辣的食物。

5.疲劳、剧烈运动、嘈杂的环境等都会加剧孕吐情况。准妈妈一定要注意休息，运动要轻量，环境也要安静。可以缓慢地散步，减轻恶心的感觉。

6.室内最好保持空气清新，温度也要适宜。气温过高也会加重恶心、呕吐。

7.心情的变化也起着很大的作用，压力会加剧孕吐情况。准妈妈要让自己保持心境平和，不要太紧张、焦虑。

像一个小葡萄那么大的"C"

胎宝宝个头虽然只有一个小葡萄那么大，但是脏器、组织等却越来越全，功能也迅速发展。

第 36 天胎宝宝心脏分化为左、右心室，每分钟可以跳 150 次左右。胎宝宝的心跳是正常成人心跳次数的 2 倍，非常快。心跳频率虽快，但是震动不大、声音也很小，胎心音在这个时候准妈妈是听不到的。不过想想，一个身体里有两个心脏在跳动，就足以让你感到神奇万分了。

呼吸通道——主支气管也开始显现出来，主支气管所在的这个部位将来会发育成肺部。嘴巴虽然仍然只是一个毫无形状可言的开口，舌头和声带却开始成形。

胎宝宝开始构造肌肉纤维组织，到本周的一半时间左右，他（她）就能够开始活动小小的四肢了。

宝宝的脑下垂体腺也开始发育了。

不过，在外貌上，胎宝宝的进步不太大，眼睛和鼻孔还都是小黑点，将来要形成耳朵的地方现在还是一个凹坑，胳膊和腿都是小肉芽，手指间或脚趾间带着厚厚的蹼，就像鸭蹼一样，也有点像是划船的桨。

胎宝宝有心跳了、能活动四肢了，有时候还会转动一下，但是这些都是轻微的，孕妈妈根本感觉不到，不要心急。最早，也要在怀孕 3 个月的时候才能感觉到胎儿的气息，这还得是那种特别敏感的准妈妈才能做到的，大多数的孕妈妈要到孕 5 个月的时候，才能明显感觉到。

孕 6 周的宝宝仍然处于致畸敏感期，要做好预防工作，不要掉以轻心。

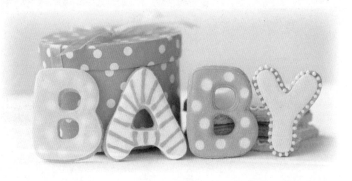

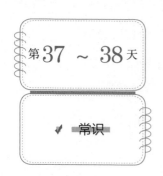

孕期可以接种疫苗吗

疫苗虽然有预防疾病、帮助预防宝宝畸形等的积极作用，但是疫苗接种需要合适的条件，孕期接种疫苗，准妈妈不要擅自决定，一定要咨询医生。

✓ 可以接种的疫苗

1. 破伤风疫苗。我国新生儿破伤风发病率、死亡率都较高，孕期接种这种疫苗，就可以很好预防胎宝宝将来染上破伤风。不过，如果准妈妈已经感染上破伤风了，就不能再接种疫苗，以免引起过敏反应，可用人血破伤风免疫球蛋白。

2. 狂犬疫苗。狂犬病的死亡率很高，准妈妈一旦染上，母子都难以幸免于难，因此在狂犬病流行的地区，准妈妈一定要注射狂犬疫苗，如果被狗、猫等动物咬伤，要立刻注射狂犬免疫球蛋白或抗狂犬病血清，之后再注射疫苗。

3. 乙型肝炎疫苗。在乙型肝炎高发地区，或者准爸爸、家庭成员患有乙肝的准妈妈，在怀孕后应及时注射乙肝疫苗。不过如果准妈妈本人也是乙肝患者，注射疫苗是收不到效果的。

4. 人血或人胎盘球蛋白。被甲型肝炎感染或疑似感染的准妈妈可以注射这种疫苗。

除了以上几种，流感疫苗、风疹疫苗也可以在孕期接种，不过任何疫苗接种之前，都应该征得医生的同意，并非所有疫苗在孕后都能接种，所以，诸如水痘、风疹、麻疹、腮腺炎、口服脊髓灰质炎、百日咳疫苗等都不能再孕后接种，以免感染胎宝宝。

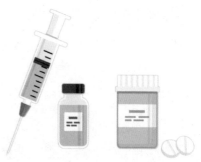

第 **39** 天

✓ 营养

如何从食物中获取维生素 C

维生素 C 不但对胎宝宝的皮肤、骨骼、牙齿，以及造血器官的生长发育有促进作用，还可以增强机体的免疫力，促进钙和铁的吸收，提高抗病能力和有效防止钙和铁的缺失。而且在胎宝宝脑发育期起到提升脑功能，提高胎宝宝的智力的作用。

✓ 巧取食材中的维生素 C

维生素 C 可以从日常饮食中的食材中获取，如番茄、青椒、黄瓜、菜花、大枣、草莓、柑橘、猕猴桃等。但要注意获取的方式方法，避免维生素 C 流失。

1. 烹调时不要加碱。炒菜时，为了绿色蔬菜更青翠好看，有时会加点小苏打，这样会导致蔬菜中维生素 C 的流失，因此，烹饪蔬菜时，不应加碱。

2. 蔬菜尽量先洗再切。这样处理方式可以减少维生素 C 溶于水中的量。另外，蔬菜浸泡或煮得过久，也会导致维生素 C 的流失。

3. 选择新鲜蔬菜。蔬菜被撕碎、挤压都会造成维生素 C 的流失，因此应尽量吃新鲜蔬菜。

✓ 过量维生素 C 的危害

准妈妈适量补充维生素 C，每日大约 130 毫克，可预防胎宝宝先天性畸形，但是如果摄入过量，每天超过 1000 毫克，则反而不利于胚胎发育，此外，超过正常剂量很多倍服用维生素 C，可能刺激准妈妈胃黏膜致出血并形成尿路结石。

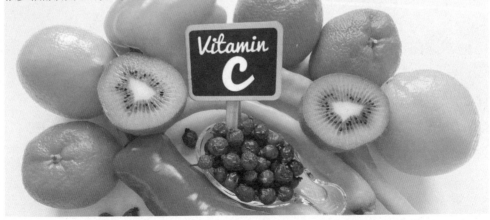

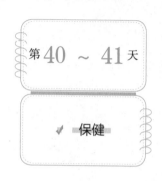
如何去除口腔中的异味

孕期很多准妈妈经常感觉口腔里一股怪味，追求完美的准妈妈怎么可以忍受？这里教准妈妈几个让口腔异味跑光光的小窍门。

☑ 追踪特殊病史

孕期的口腔异味也有可能是牙龈问题引起的，所以准妈妈在怀孕之前检查一下牙齿也是非常必要的。很多疾病也会引发味觉改变或口臭，如果准妈妈有特殊疾病史，或发生口气及味觉显著改变的情形，应由医生诊治以做诊断鉴别。

☑ 清洁舌苔

当嘴巴出现怪味时，在刷牙后可以顺便清洁一下舌苔，并彻底清除残留在舌头上的食物，这样有助于消除口腔内的异味，并可恢复舌头味蕾对于味道的正确感觉，而不至于对食物口味越吃越重。

☑ 时常漱口、喝水

准妈妈可以时常漱口，将口中的坏气味去除，也可以准备一些降火的饮料，或茶水、果汁等，以除去口腔中的异味，并且同时注意饮食前后的口腔卫生。

☑ 避免食用过于辛辣的食物

为了顾及准妈妈口味的改变和爱好，各式酸、甜、苦、辣的食物，孕期都可以酌量食用，但应避免食用过于辛辣的食物，以免令肠胃无法负荷，加重口腔异味。

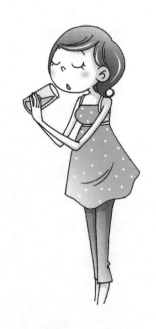

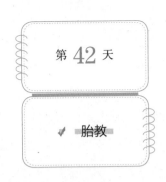

欣赏钢琴曲《爱之梦》

李斯特的钢琴曲既不是那种赏心悦目的沙龙音乐，也不是追求表面效果的炫技曲，是真正具有艺术价值的钢琴音乐。一般来说，那些经历了时间考验的音乐大师，它们的作品都更能令人身心得到放松，艺术价值也更高。

✓ 听，那充满爱意的旋律

《爱之梦》是钢琴皇帝李斯特最为著名的钢琴曲，一共有三首，其中最为出色的是第三首根据《尽情地爱》改编的《爱之梦》，一般提起李斯特的《爱之梦》，指的就是这首乐曲。

《爱之梦》的歌词由德国诗人弗莱里格拉特所写，原名为《尽情地爱》，大意是：

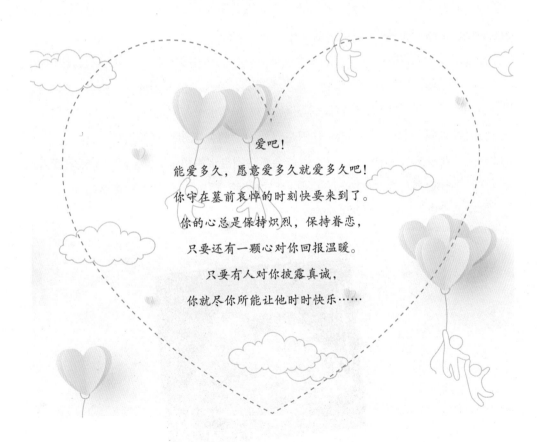

爱吧！

能爱多久，愿意爱多久就爱多久吧！

你守在墓前哀悼的时刻快要来到了。

你的心总是保持炽烈，保持眷恋，

只要还有一颗心对你回报温暖。

只要有人对你披露真诚，

你就尽你所能让他时时快乐……

长到蚕豆那么大

孕 7 周的胎宝宝，在身高上有了很大的进步，孕 7 周末时，胎宝宝已经有大约 12 毫米长，几乎是孕 6 周时候的 2 倍，从一颗小苹果籽长到了一颗大蚕豆，重量也有 4 克了。

孕 7 周的胎宝宝有一个非常大的成果，即心脏将完全建成，建成之后就不再害怕外界的干扰了，就是说心脏的致畸敏感期已经过去，比较安全了。

心脏完全建成的同时，大脑在不断发展，而且保持高速，平均每分钟有 10 000 个神经细胞产生，迅速发育成前脑、后脑和中脑 3 个部分，大脑皮质也已经清晰可见。

其他的器官功能，先出现的成果是胃和食管，它们开始建造，舌头则很快就会建设完成，腭部也开始发育，乳牙牙胚在这个时候也开始出现了，而已经成型的器官在这个时候也会随着胚胎的长大而不断拉长、增大。

在本周，胎宝宝的面部器官逐渐变得明显起来，眼睛这个黑点非常明显，眼睑也出现了，不过还不能完全盖住眼睛，鼻孔大张着，耳朵部位开始隆起，胳膊和腿的形状也更加明显，已初具形状。身体则是头部向尾部弯曲，呈蜷曲状。

需要特别强调一点，孕 6 ～ 10 周是腭部发育的关键期，如果此时孕妈妈的情绪波动较大，经常抑郁或者烦躁，则有可能会影响到宝宝的腭部发育，形成腭裂或唇裂，所以孕妈妈一定要有意识地控制和调整自己的情绪。另外，仍然要注意合理的营养摄入，多摄入优质蛋白质，给胎儿细胞分裂以充分的支持。

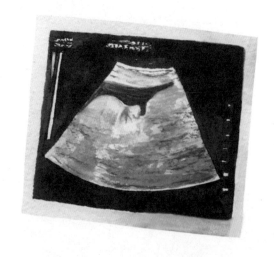

第 **44** 天

✔ 常识

早孕反应因人而异

胚胎着床后，HCG 开始分泌，这种激素主要是为保护胎宝宝而分泌的，不过却带来一些负面影响给准妈妈，那就是早孕反应。早孕反应对生活和工作的影响不大，不需特殊治疗，一般在妊娠 12 周前后会自然消失。

⊘ 早孕反应的个体差异

早孕反应包括嗜睡、困倦、择食、头晕、恶心、呕吐等，不同的准妈妈早孕反应出现的时间、持续的时间、反应的程度都不同，有的早在 5 周的时候就会出现孕吐现象，约有 50% 的准妈妈在孕 6 周出现，一般要持续到 12 周左右才消失，多数持续一个半月左右。

但也有很多妈妈完全不遵循这样的规律，部分准妈妈早孕反应出现早，但持续时间很短，仅仅有两三天不适，而且不适程度也很轻微。有部分准妈妈早孕反应出现得很晚，就在准妈妈高兴地以为没有早孕反应了，反应却出现了，而且程度特别剧烈。还有一种是出现时间早，持续时间长而且反应程度也很剧烈，甚至有的整个孕期都有恶心的感觉，这种准妈妈是最辛苦的。

有的准妈妈早孕反应非常强烈，这时候家人都应注意准妈妈的精神状态，丈夫的体贴，亲属、医务人员的关心能在很大程度上解除准妈妈的思想顾虑，增强战胜早孕反应的信心。重症患者需住院治疗。

⊘ 早孕反应不能作为健康与否的标准

早孕反应的程度跟准妈妈的体质等许多因素有关，存在个体差别是必然的。但并不能以早孕反应的程度来作为平均准妈妈或胎宝宝是健康与否的标准。所以，早孕反应严重的准妈妈注意创造条件让自己更舒适，减轻不适，早孕反应不严重或是没有早孕反应的准妈妈也不必因为自己与别人不同而疑心自己或胎宝宝有什么毛病。

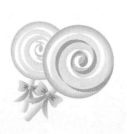

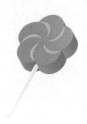

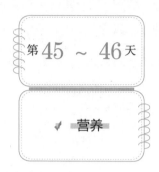

适当补充奶制品

第 45 ~ 46 天

✓ 营养

孕期准妈妈适当补充奶制品是很必要的，因为奶制品是蛋白质、B 族维生素、矿物质和钙的良好来源，孕期最好每天有 300 ~ 500 克的摄入量。市面上奶制品种类很多，准妈妈可以根据自己的喜好选择相应的奶制品。

✓ 纯牛奶

纯牛奶是最好的选择，订购的鲜牛奶、超市出售的纯牛奶都是不错的选择，纯牛奶中脂肪、蛋白质、碳水化合物、维生素、矿物质等含量较好，而且价格适中，每天喝 1 ~ 2 杯即可。需要强调的是，如果不是体重增长过快或医生特别要求，不要选择低脂或脱脂产品，因为牛奶在脱去脂肪的同时，维生素 A 和维生素 D 也被脱去了，营养被弱化了。

✓ 孕妇奶粉

孕妇奶粉是低乳糖孕妇配方奶粉，富含叶酸、唾液酸、亚麻酸、亚油酸、铁质、锌质、钙质和维生素 B_{12} 等营养素，孕妇奶粉在整个孕期都可以喝。选购孕妇奶粉的时候，重点在配方上，营养素全面、搭配合理的更好，如果要选择强化奶粉，最好先测定自己是否缺乏其中强化了的营养，通常选正常配方的奶粉即可。

✓ 酸奶

酸奶也是准妈妈很好的选择，酸奶经过发酵处理，原来的营养不但没有流失，而且更容易吸收了。选择酸奶的时候要注意的是区分开酸奶饮品和酸奶，准妈妈应该喝的是每百克蛋白质含量为 2.3 克以上的酸奶。

以上奶制品任选一种即可，也可以错开食用，要避免重复，以免营养过量。

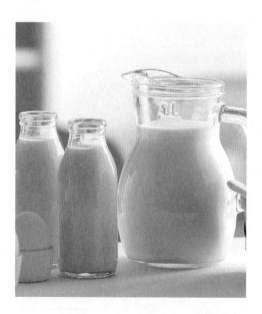

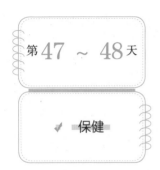

第 47 ~ 48 天

✓ 保健

散步是最适合孕早期的运动

适当的运动既能促进胎宝宝的发育，又能使准妈妈感到精力充沛。鉴于准妈妈的生理特点，散步是孕早期准妈妈锻炼身体和促进胎宝宝健康的有效方法。

✓ 孕期散步的好处

1. 有节律而平静的步行，可使腿肌、腹壁肌、心肌加强活动。

2. 散步可以提高神经系统和心肺的功能，促进新陈代谢。在散步中，肺的通气量增加，呼吸变得深沉。

3. 散步可以扩大血管的容量，让肝和脾所储存的血液进入血管。动脉血的大量增加和血液循环的加快，对身体细胞的营养，特别是心肌的营养有良好的作用。

✓ 准妈妈怎样散步对身体最有益

散步的时间很重要

应选择风和日丽的天气，雾、雨、风及天气骤变不宜外出，以免发生感冒。最好选在清晨。准妈妈还可以根据自己的工作和生活情况安排适当的时间。

要选好散步的地点

花草茂盛、绿树成荫的公园小道是最理想的散步场所。这些地方空气清新、氧气浓度高，尘土和噪声少。准妈妈置身于这样宜人的环境中散步，无疑会身心愉悦。

一定要避开空气污浊的地方，如闹市区、集市以及交通要道，在这种地方散步，不仅起不到应有的作用，反而对准妈妈和胎宝宝的健康有害。

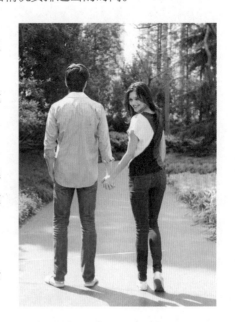

请准爸爸陪同

这样可以增加夫妻间的交流，培养准爸爸对胎宝宝的感情。

朗诵诗歌《他会是什么模样》

宝宝正在以你看得见的速度不停生长，今天，你在朗诵加布里埃拉·密斯特拉尔的《母亲的诗》中的诗句中，描绘一个可爱的小天使吧。

✓ 他会是什么模样

我久久地凝视玫瑰的花瓣，欢愉地抚摸它们：我希望他的小脸蛋像花瓣一般娇艳。我在盘缠交错的黑莓丛中玩耍，因为我希望他的头发也长得这么乌黑卷曲。不过，假如他的皮肤像陶工喜欢的黏土那般黑红，假如他的头发像我的生活那般平直，我也不在乎。

我远眺山谷，雾气笼罩那里的时候，我把雾想象成女孩的侧影，一个十分可爱的女孩，因为也可能是女孩。

但是最要紧的是，我希望他看人的眼神跟那个人一样甜美，声音跟那个人对我说话一样微微颤抖，因为我希望在他身上寄托我对那个吻我的人的爱情。

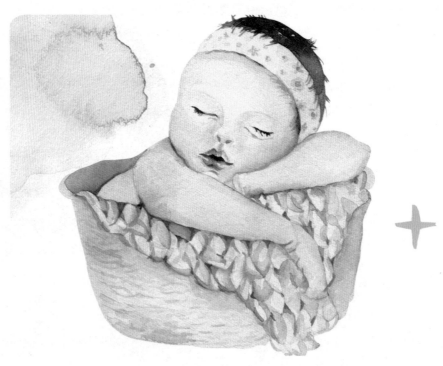

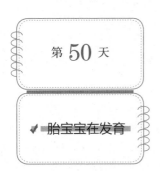

第**50**天

✓ 胎宝宝在发育

精致的超级迷你宝宝

到了孕8周，胎儿的身长可以达到20毫米，又长大了不少，而且现在的生长速度仍然很快，平均每天都会长长1毫米。

在孕8周，胎宝宝的大脑发育得非常复杂，而且可以辨认出脑干了。脑干的发育是一个重大成果，这是脑部一个非常重要的部位，人体所有的大血管和神经都必须通过它才能与躯体连接起来，只有通过它身体和大脑才能形成一个有机整体，这步发育非常有意义。

除此之外，宝宝的牙开始发育，外耳还在继续成形，内耳也开始发育，眼睑出现褶痕，脸部轮廓更加明显。胳膊在肘部出现弯曲，肩膀、髋和膝关节也能够清楚地看出来，手指间、脚趾间蹼状物仍然存在，但是已近变小，手指、脚趾的形状开始变得明显、清晰起来。其他的各种复杂器官也都开始发育，基本成形的还很少，骨髓也还没有最后成形，现在还不能造血，目前的造血功能是由肝脏完成的，骨髓直到完全成形后，才会把造血的功能接替过去。另外，现在的胎宝宝皮肤特别薄，透过皮肤，血管清晰可见。

此时的胎宝宝能够像豆子一样上下跳动，手和脚则可以在羊水中轻柔地划动，像游泳一样，不过遗憾的是孕妈妈仍然是感觉不到的。

孕8~20周是胎宝宝发育非常迅速的一段时间，要保证足够的营养，孕吐期间可少吃多餐来保证摄入。另外，因为内耳开始发育了，所以要特别注意远离噪声环境。

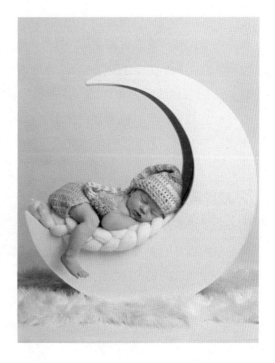

强烈噪声会影响胎儿发育

本周胎宝宝的内耳开始发育，已经具备了初步的听力，所以在这个时期，准妈妈要注意保护胎宝宝的听力，避免遭到噪声的伤害。

✓ 噪声对胎宝宝危害

胎宝宝的耳蜗和其他组织还未达到结构和功能上的成熟，听力系统非常敏感，极易受到损伤，如果长时间受高强度的噪声影响，有可能在出生前听力就已经受到损害。外界的噪声可通过腹壁传入子宫，胎宝宝的内耳受到噪声的刺激，易使大脑部分区域受损，严重的还会影响胎宝宝出生后的智力发育。

✓ 常见的有害噪声

1.生活噪声。商场、饭店、KTV等场所的声音都属于生活噪声。

2.交通噪声。汽车、火车和飞机等交通工具发出的声响很大，且非常嘈杂，是噪声污染比较严重的因素。

3.生产噪声。工厂里机器运转的声音一般都比较大，长期在这样的环境中工作，对胎宝宝的听力和神经带来的伤害是很大的。

4.建筑噪声。装修房屋或建筑工地发车的各种声音也常会令人烦躁，但这种噪声是阶段性的，随着工程的结束就会消失。

✓ 减少噪声危害的方法

1.尽量少去商场、超市、饭店、菜市场、KTV等人多声杂的地方；过年时要关上门窗，隔绝持续震耳的鞭炮声；看电视时也要将音量调小。

2.如果准妈妈居住在比较嘈杂的地段，就要检查居室门窗的密封性是否良好，同时还可以挂上质地比较厚的窗帘，这也可以消减一部分噪声。

3.可以在居室内摆放一些花草，利用植物吸收一定的噪声。

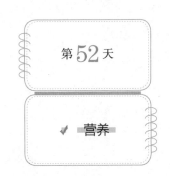

第52天

✓ 营养

孕吐期间应该怎么吃

很多准妈妈谈孕吐色变，其实，孕吐并没有想象中那么恐怖，而且也是可以缓解的。

✓ 孕吐期间怎样保证营养

1.坚持吃。孕吐在 4 ~ 8 周出现，8 ~ 10 周最严重，11 ~ 12 周渐渐停止，在这段时间食欲不振、吃下去又吐出来的现象可能无时无刻的存在，尽管如此还是要想办法吃东西。因为

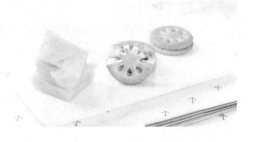

引起孕吐很重要的一个原因就是饥饿，饿的时候胃酸较多，而且血糖较低，就容易头晕目眩、恶心、呕吐，这就要求准妈妈必须吃些东西来抑制。

2.常备小食品，少食多餐。孕吐期间，一天可以吃 5 ~ 6 餐，睡前在床边放些零食如饼干、馒头片、面包等，睡前、夜里醒来或早上醒来都吃点，冲淡胃酸、增加血糖，有效抑制早上的孕吐。在每两餐的中间，还可以吃些零食，如水果、饼干、牛奶、坚果、麦片等。另外，准妈妈最好随身携带些零食，饿了就吃，这样可以有效减少孕吐。

3.干稀搭配。恶心的时候吃流质、半流质饮食会加重恶心，所以适合吃干的，但流质食物容易消化，也有助于补充水分，不能不吃，可以放在胃口较好，没有恶心感觉的时候就可以抓住机会吃一些。

✓ 孕吐不需害怕

不少准妈妈对孕吐感到害怕、担忧，其实这并没有必要，孕吐是胎宝宝发出的信号，是胎宝宝的一种本能自卫反应。

通过孕吐，可以提醒准妈妈调整自己的饮食起居，让胎宝宝拥有更健康的成长环境。

怎样预防先兆流产

先兆流产指的是孕早期（孕 12 周之前）出现的阴道少量出血，时有时止，并且伴随着轻微的下腹疼痛与腰酸。先兆流产很可能会引发流产，不过如果发现及时、治疗得当的话，部分胎儿可以保住。

✅ 先兆流产的原因

1. 大多数流产都是由准妈妈过度劳累，以及不当的性生活导致的。

2. 胚胎不够健全或胚胎染色体发生畸变，可能会导致胚胎早期死亡，无法继续妊娠。

3. 怀孕期间准妈妈的情绪很不稳定，经常处于悲伤、愤怒之中，就会使得大脑皮层的活动功能被扰乱，导致子宫收缩，也可能导致先兆流产。

4. 准妈妈在怀孕期间患了流感、风疹等急性传染病，病毒产生的毒素很有可能导致流产。另外，内分泌失调，比如黄体功能不足、甲状腺功能失调、生殖道炎症都有可能引发流产。

✅ 如何预防先兆流产

1. 性生活时会压迫腹部，刺激宫颈，引起宫缩，因此在孕早期也就是孕 2 个月至 3 个月里最好禁止性生活。

2. 准妈妈在怀孕早期避免做太重的体力劳动，如提水等。多休息，减少活动，不过也不是说要整天躺在床上不动，而应该适当活动。

3. 多吃有营养、容易消化的食物及蔬菜水果，补充营养。维生素 E 具有保胎的功效，准妈妈可以多吃一些维生素 E 含量丰富的食物，比如松子、核桃、花生等。

4. 少去人多的地方，预防疾病的传染；减少与手机、电脑等接触的时间，避免接触有害化学物质。

✅ 发现先兆流产的迹象怎么办

准妈妈如果发现自己有先兆流产的迹象，应尽快到医院检查，以明确病因和胎儿的状况，但要尽量减少不必要的阴道检查，以减少对子宫的刺激。

如妊娠反应为阳性，结合体温和 B 超检查认为适合保胎时，应在医生的指导下进行保胎治疗；如阴道出血量多于月经量，或其他诊断查明胎儿已死亡或难免流产，应尽早终止怀孕，防止出血及感染。

第54天

✔ 胎教

准爸爸也要学习孕期知识

准妈妈由于怀孕所带来的身体变化有诸多不便，很多事情都需要准爸爸去做，如果准爸爸一点孕期知识都没有的话，万一准妈妈出现什么情况，准爸爸只能在一旁束手无策，干着急。准爸爸不能只做一个旁观者，应该与准妈妈一起学习孕期知识，当准妈妈出现问题时能够从容面对。

✓ 准爸爸学习孕期知识对彼此都有利

准爸爸和准妈妈一起学习孕期知识，可以让准妈妈感受到准爸爸在全身心地参与承担孕育宝宝的重任，会感觉到非常幸福，心情也会变好。准妈妈的情绪稳定，就不会担心这、担心那，毕竟还有一个懂得孕期知识的准爸爸在旁边，这会让准妈妈感觉很踏实。而准爸爸通过对孕期知识的学习，能更加深切地体会到准妈妈的不易，从而对准妈妈会更加体贴、理解。准爸爸多学习一些孕期知识，对胎儿的健康成长也有利，毕竟很多事情需要准爸爸的参与，如胎教。

所以，准爸爸要利用空余时间学习一些孕期知识，这样等到以后孩子长大后问起自己长大的经历时，准爸爸也不至于一无所知。

✓ 准爸爸孕早期要做的事情

1.跟准妈妈一起学习孕期知识。

2.调整好自己的情绪，让双方都有愉快的心情。

3.帮准妈妈买一双舒适、好穿又防滑的平底鞋，买几套宽松的衣服。

4.注意准妈妈的饮食和营养，用药前要先咨询医生。

5.时时提醒准妈妈注意安全、怎样做更好。

6.陪准妈妈散步，和准妈妈一起进行胎教。

7.让准妈妈有充足的休息时间，承担大部分的家务。

8.陪准妈妈去医院做检查。

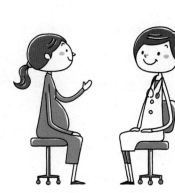

第55天

✓ 保健

孕早期尿频怎么办

怀孕前3个月，因为子宫慢慢变大，造成骨盆腔内器官相对位置的改变，导致膀胱承受的压力增加，使其容量减少，即便有很少的尿也会使准妈妈产生尿意，进而发生尿频。

✓ 保证饮水量

孕期尿频是正常的妊娠反应，但准妈妈不可以因为尿频而减少饮水量。因孕期代谢的需求增加，同时需水量也就有所增加。准妈妈每天至少要保证1600毫升的饮水量，才能满足身体的需求（也包括牛奶、汤、粥或果汁）。

✓ 谨防病理性尿频

尿频并不是什么严重的问题，只要不是病理性尿频，就不必担心。有尿意上厕所即可，不要怕麻烦，毕竟孕期尿频持续的时间并不是太长。

如果有小便次数增加，白天解尿超过7次，晚上解尿超过2次以上，且解尿间隔在2个小时以内；小便时伴有尿急、尿痛、发热、腰痛等现象并且总觉得尿不干净；尿液浑浊，甚至出现血尿；出现多渴、多饮、多尿"三多症状"，需引起准妈妈足够的重视。这说明出现了尿路感染的症状，也就是所说的病理性尿频，需要及时就医治疗。

✓ 不可憋尿

有了尿意应及时排尿，切不可憋尿。准妈妈怀孕后的膀胱壁比之前更容易水肿，也比一般人更容易受伤或感染，所以千万记得不要憋尿。

如果觉得晚上老是起夜麻烦，可在临睡前的2个小时尽量少喝水。还有一个减少排尿次数得方法，就是排尿时身体向前倾，可以彻底排空膀胱。

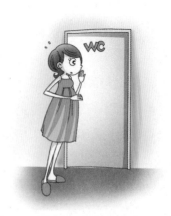

学一些萌趣的简笔画

有不少萌趣的简笔画，并不需要任何绘画功底，就能学会，只要你愿意照着画。这些简笔画的素材积累多了，在你写胎教日记时，随手画上，都是特别温暖有爱的装饰。

说起写胎教日记，不妨从简单的天气简笔画入手练习吧。

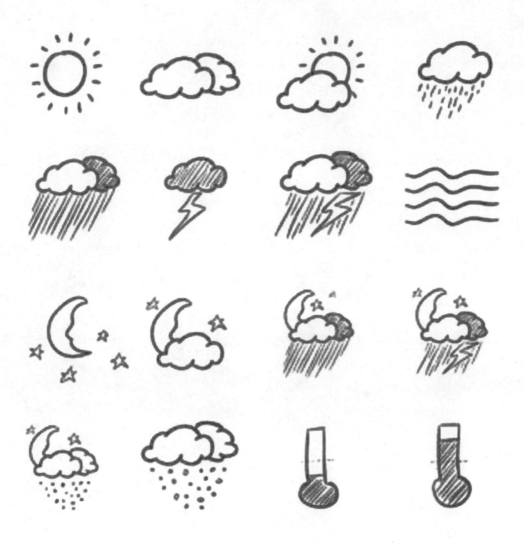

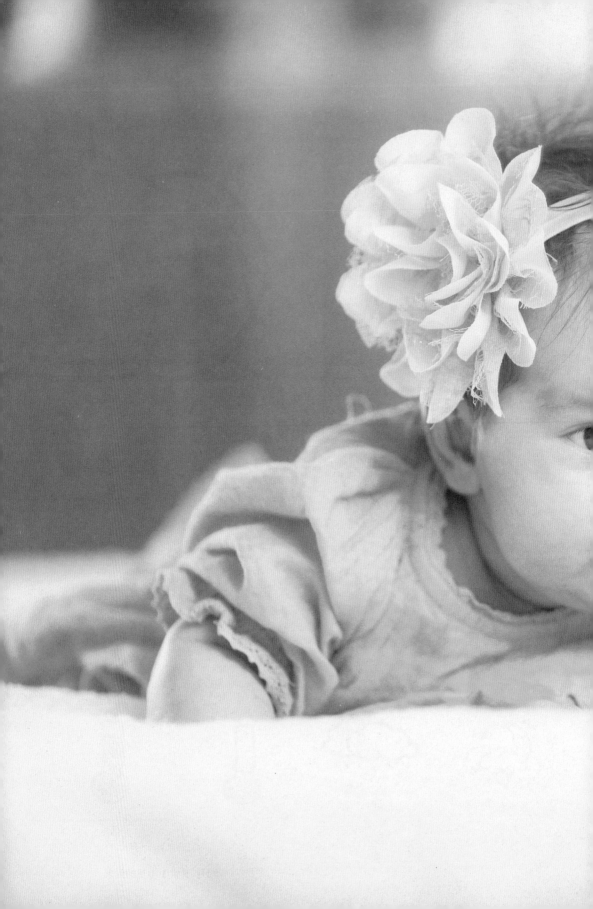

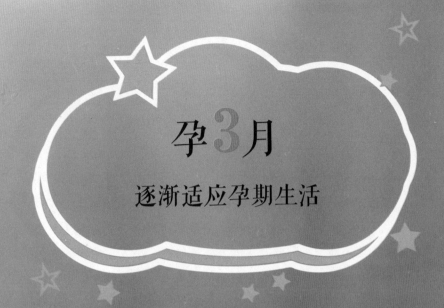

孕3月

逐渐适应孕期生活

尾巴消失，更像一个小人儿

在孕 9 周之前，虽然准妈妈也称胚胎为宝宝，但是医学上是不承认的，只把他们叫作胚胎，到孕 9 周了，就改名称为胎儿了，这时准妈妈可以理直气壮地将肚子中的胎儿称为宝宝了。这时的胎宝宝有 22 ～ 30 毫米长，能够在子宫里移动身体，还能变换姿势。

的确，现在的胎宝宝更像一个小人儿了，五官更加明显，鼻子在慢慢长出，耳朵隆起得更加明显，眼睑长得覆盖住了眼睛。不过因为此时眼睑肌肉和神经功能还没有发育完成，所以胎宝宝现在还不能控制眼睛的开合，因而不会睁眼，只是整天闭着眼睛。胎宝宝学会睁眼还需要一段时间，大约到 28 周才行。

比起面部来，胎宝宝的身体更像一个小人儿的样子了，胳膊长长，能够在心脏部位相交，手部从手腕开始变得有些弯曲，腿也长到一定长度，双足向身体中线靠拢，并在身体前面相交。此外，手指越来越长，指尖稍肿，手掌上的鱼际区域正在形成，脚趾也越来越清晰，开始逐步摆脱蹼状的外表。最明显的变化是，胚胎期的小尾巴不见了，这就使得胎宝宝更像一个小人儿了。

胎宝宝的膈肌在本周也会发育出来，将原本相通的胸腔和腹腔分离开来，而腹腔的容积会逐渐加大，把之前一直待在腹腔外的肠道收纳了进去。

另外，现在的皮肤不再那么透明了，而是变成了半透明，透过皮肤仍能看到身体内部，但就像隔了一层毛玻璃。

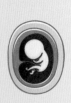

准备办理准生证

办理准生证一般在怀孕 12 周左右进行，早些当然更好，因为办理过程还需要一段时间，而且准妈妈需给宝宝办理准生证后才能在医院建档。

✓ 办理准生证需要备齐的证件

1.夫妻双方户口本及复印件（需要复印户主页和本人页）。

2.夫妻双方身份证及复印件（正背两面都要复印）。

3.夫妻双方的结婚证及复印件。

4.夫妻双方近期免冠一英寸（1 英寸 =2.54 厘米）照片各数张。

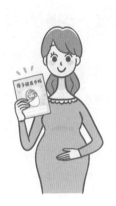

✓ 办理准生证的流程

第 1 步：在准爸爸户口所在地填写申请表格，并开具准爸的《婚姻状况证明》，盖上居委会（村委会）和计生办的章。

需要准备：夫妻双方的身份证、户口本、结婚证原件及复印件。

第 2 步：到准妈妈的户口所在地开具《婚姻状况证明》和《流动人口生育证明（适用于准爸爸和准妈妈的户口不在一起的情况）》，盖上居委会（村委会）和计生办的公章。

需要准备：夫妻双方的身份证、户口本、结婚证原件及复印件；准妈妈的一寸近照；两人结婚证照片。

第 3 步：到准爸爸户口所在地计生办领取《准生证》，并盖上居委会（村委会）、计生办和准爸爸档案所在处的公章。

需要准备：申请表格；夫妻双方的身份证、户口本、结婚证原件及复印件；准爸爸的《婚姻状况证明》；准妈妈的《婚姻状况证明》和《流动人口生育证明》。

第 4 步：拿着领取到的《准生证》到准妈妈的户口所在地居委会（村委会）盖章。

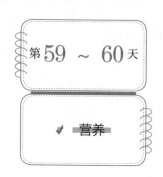

第59~60天

✔ 营养

根据自身需求合理补充营养

怀孕后，许多人都会建议准妈妈补充某些营养，建议准妈妈不要随便听从别人的建议，因为每个人的情况不一样，适合别人的不一定也适合自己。

☑ 误区一：通过各种药物来补充营养

很多准妈妈每天都要服用各种补充营养的保健品，例如：叶酸片、钙片，以及含多种微量元素的保健类药品。殊不知各种营养物质的补充都有不同量上的要求，盲目地服用不一定能带来预期的效果。中国自古有"是药三分毒"的说法，再好的"药物"都有其不利的一面。

此外，微量元素之间的摄入和吸收也会互相影响，如过多的维生素C摄入会降低叶酸的吸收率，叶酸摄入过多则会排挤体内的锌，导致锌缺乏等。

准妈妈应该补钙，但是单纯补钙，却没有合理摄入维生素D和镁，钙的吸收率是很低的，根本达不到补充目的。

因此建议怀孕的准妈妈们在服用任何药物之前先要咨询医生。

☑ 误区二：多补充蛋白粉可增强体质

在通常情况下，准妈妈通过合理饮食即可满足自身和胎宝宝对于蛋白质的需求，不需要额外服用蛋白粉。如果大量摄入蛋白质，那么在其代谢过程中产生的含氮物质会使准妈妈的肝脏、肾脏负担加重，对准妈妈的身体并无益处。

☑ 误区三：膳食纤维多多益善

膳食纤维对准妈妈预防孕期便秘、痔疮等问题，是很有效地，不过也不能补充过头，因为纤维质也会使钙的吸收率降低。

☑ 误区四：补充营养越多越好

很多准妈妈们为了生出健康的宝宝，在怀孕期间尽可能多的为自己补充各种营养。这种心情可以理解，但孕期过量补充营养首先会为准妈妈带来身体上的负担，体重过重会使身体行动不便，不仅不利于准妈妈自身的健康，还会致使胎宝宝发育过大，造成难产等情况的发生。

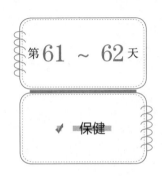

流产征兆出现时怎么保胎

怀孕 12 周以前出现阴道流血叫早期流产，一般准妈妈会有轻微小腹下坠感，也有无腹痛者；阴道流血量少，这时必须到医院,请专科医生进行检查,确诊为先兆流产,才能保胎。

保胎要注意放松心情，充分休息，有必要时可在医生的指导下服用保胎药。

✓ 怎样预防流产

1.生活有规律。起居应以平和为上，如早晨多吸收新鲜空气，适当地活动，每日保证睡眠 8 小时，条件允许可以午睡一会。

2.选择合适的饮食。薏米、螃蟹、甲鱼不宜多吃。选择富含各种维生素及矿物质的食品，如各种蔬菜、水果、豆类、蛋类、肉类等。

3.注意个人卫生。多换衣，勤洗澡，但不宜选择盆浴。因为脏水和细菌会进入阴道引发感染。

4.避免使腹部紧张或受压迫的动作，如弯腰、搬动重物、伸手到高处去取东西及频繁的上楼下楼等活动。

5.不要乘坐振动很剧烈的交通工具，如坐汽车时尽量坐在前排。

6.保持心情舒畅。自然流产是因为准妈妈大脑皮质下中枢兴奋亢进所致，因此妊娠期精神要舒畅，避免各种刺激。

7.一旦发生流产征兆，就应卧床休息，必要时去医院就诊。对有自然流产史的准妈妈来说，妊娠 3 个月以内、7 个月以后应避免性生活，习惯性流产的准妈妈此期应严禁性生活。

做手工剪纸

虽然你现在看不见腹中的宝宝，但是他可是已经长成一个可爱的小男孩或是小女孩了，那么不妨用你的巧手给宝宝"张罗"些玩伴吧，剪纸——小男孩和小女孩。

剪纸是一门很宽广的艺术，它来自于生活，我们对它自然不会有陌生感，只要拿起剪刀和纸，你就会发现剪纸是多么有乐趣的一件事情，而且剪纸还可以培养宝宝未来的专注力。

✓ 手工材料

方形纸：你手边的彩色广告纸、废报纸、彩色硬纸都是很好的材料。

剪刀、铅笔、橡皮。

✓ 手工步骤

1.将一张方形纸对折，裁成两半，成长条形。分别将长条形纸向前、向后连续翻折，对齐，成屏风样。

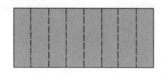 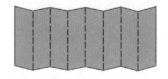

2.将折好的纸张压平，分别勾出小孩的轮廓，将不要的部分描黑。

3.剪去描黑部分，注意不要将手部剪断，展开，一群手牵手的小男孩就出现了。

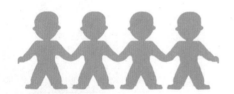

✔ 胎宝宝在发育

一个小小的扁豆荚

到了孕 10 周，胎宝宝的身长就能达到 30 ~ 42 毫米了，重量则达到了 10 克左右。

在本周末，胎宝宝 90% 的器官都已经建立，有很多器官已经开始工作，比如肾脏和输尿管开始发育，并且有一点点的排尿功能，胃能产生一些消化液，肺叶长出许多细支气管。身体器官建立并开始工作以后，胎宝宝就不像之前几周那么脆弱了，最关键的致畸敏感期已经过去，变得相对安全。不过准妈妈仍然要注意，如果此时出现营养不良和随意服药的情形，胎宝宝的健康还有可能受到影响。

另外，胎宝宝的齿根、声带、上牙床和上颚开始形成，并且出现了 20 个味蕾，颈部的肌肉逐渐发达起来，这可以帮助他支撑起头部，这使得宝宝的身体更加伸展。因为颈部发育起来，头和身体有了明显的分界，头占了身体的 2/3，显得异常地头大身子小，像一个大头娃娃。

面部的样子现在可以说已经很清晰了，眼睛、鼻子、嘴巴都在该在的位置上，只是双眼距离显得有些远，日后的发育过程中还会逐渐靠近。另外，耳朵原本是长在颈部的，随着颈部开始发育，耳朵开始向头部的位置移动，现在还在头部靠下一点的位置，还需要一段时间才能到达头部的两侧。

现在，胎宝宝的身体和四肢有了进一步的发育、分化，四肢越来越清晰，而且关节已经形成，手臂在肘部变得更弯曲，手指长出了指甲，脚趾也长出了趾甲。

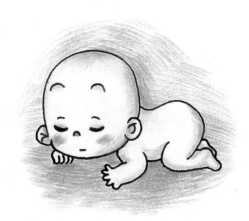

第65天

✓ 常识

注意这些孕早期危险信号

孕早期，准妈妈若出现阴道流血、妊娠剧吐、突发腹痛等危险信号要及时去医院就诊检查。

⊘ 阴道流血

一旦阴道流血，胎盘可能发生了一部分剥离。随着孕期的延长，剥离了一部分的胎盘对胎宝宝的供血常会不足，有可能造成胎宝宝发育迟缓。

当先兆流产造成胎盘剥离达 1/3 时，胎宝宝就会有生命危险了，当剥离面积达 1/2 时，胎宝宝必死无疑。发生宫外孕时也会发生阴道流血。

少见的阴道流血原因还有葡萄胎。

⊘ 妊娠剧吐

在孕早期，准妈妈会出现食欲减退、恶心、呕吐的孕吐现象。一般在怀孕 3 个月后会自行消失，这属于正常生理现象。但一些准妈妈出现过分剧烈的孕吐就应引起重视了，当怀孕出现异常，造成 HCG(绒毛膜促性腺激素) 过高 (最典型的是葡萄胎)，孕吐就会增强。

⊘ 突发腹痛

多见于先兆流产、宫外孕、恶性葡萄胎、早产和胎盘早剥等，准妈妈应及时就医查明原因。

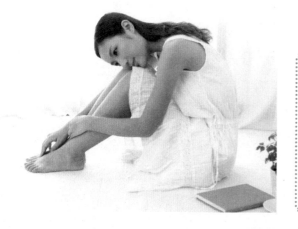

····· 贴心提示 ·····

孕早期容易出现便秘问题，有便秘问题的准妈妈千万不要随便用泻药、蓖麻油、番泻叶等有刺激性的药物，这些药物可能会引起腹部绞痛，容易引起子宫收缩，严重时甚至可导致流产。

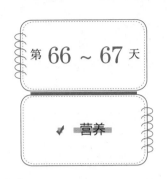

鱼是整个孕期的营养好选择

鱼类含有丰富的氨基酸、卵磷脂、钾、钙、锌等微量元素，这些都是胎宝宝发育的必需物质，特别是神经系统。所以，准妈妈多吃鱼对胎宝宝的发育有利，尤其是脑部神经系统。但是，准妈妈吃鱼也是有一定要求和讲究的。

1. 注意把握食用量。准妈妈以一个星期吃 2 次鱼，一次大约吃 200 克为宜。

2. 避开吃鱼油。鱼油会对凝血机能造成影响，准妈妈摄入过多可能会增加出血的概率。

3. 采用正确的烹饪方式和鱼种。烹调的方式最好是蒸或者炖，以最大限度地保留鱼的营养。最好选择深海鱼类，包括人工饲养的鳟鱼及鲶鱼、虾、太平洋三文鱼、黄鱼、大西洋蓝蟹及黑丝蟹鱼等。

4. 吃鱼还应注意搭配，豆腐煮鱼就是一种很好的搭配方式，可使豆腐和鱼两种高蛋白食物得以互补。另外，鱼与大蒜和醋搭配也值得提倡。

5. 少吃罐头鱼和咸鱼。罐头鱼在制作过程中，会添加防腐剂等一些化学原料，对人身体健康不利。而咸鱼中含有大量的二甲基亚硝酸盐，进入人体内转化成二甲基亚硝胺，二甲基亚硝胺具有很强的致癌性，加大胎宝宝出生后患癌的概率。

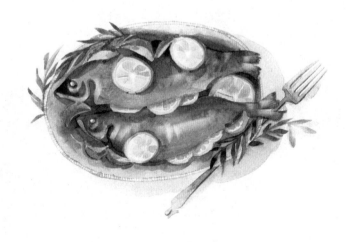

第 **68** 天

✓ 保健

孕期洗澡、泡脚有讲究

怀孕后准妈妈的身体会发生变化，所以准妈妈洗澡、泡脚不能像平时那样随便，要特别注意，若是不注意方法的话，可能会对自己和胎儿造成危害。

⊙ 孕期洗澡的注意事项

孕期洗澡应进行淋浴，并且时间不宜太长，水温不能太高。

适宜方式：淋浴

一般怀孕以后不主张盆浴，因为盆浴时水会通过阴道影响到宫颈、胎膜，容易导致感染。所以，淋浴才是适合准妈妈的洗澡方式。

适宜温度：27 ~ 37℃。

洗澡水的水温应在38℃以下，通常以27 ~ 37℃为宜。因此，孕期不建议准妈妈去泡温泉，温泉水温度相对较高。

适宜时间：10 ~ 20分钟。

淋浴时浴室内温度较高，氧气供应相对不足，准妈妈洗澡时间过长容易出现头昏、眼花、乏力、胸闷等症状。因此，准妈妈洗澡的时间不宜过长，最好控制在10 ~ 20分钟内。

⊙ 怀孕后泡脚的注意事项

脚是人体经络的集中之处，热水泡脚具有疏通经络、调节气血的功效，但准妈妈泡脚要注意以下几个问题。

清水泡，谨慎按摩。

孕期泡脚最好用清水，不要随便在水中添加药物。另外，由于脚底穴位比较集中，某些穴位受到刺激可能导致引起宫缩，所以，对穴位没有研究的准妈妈不要盲目按摩脚底穴位。

水温别超过40℃。

泡脚时水温不宜过高，以35 ~ 38℃为宜，不能超过40℃。

时间别太长。

孕期泡脚时间不宜过长，以20分钟为宜。

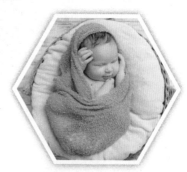

第 69 天

✓ 保健

孕早期腹泻怎么办

准妈妈在孕期发生腹泻，一定要积极查找原因，有针对性地治疗，不要任其继续发展下去。如果排除感染因素所致腹泻，症状不太严重时，一般不需用药，采用一定的调整方法，适当调理即可。

⊘ 调整饮食

饮食尽量清淡，多食用流质的、易消化的食物，避免油腻和不易消化的食物，必要时需要禁食，给肠道一段休息的时间。

⊘ 多喝水

腹泻会丢失大量水分，导致电解质失衡，所以腹泻期间要多喝水，也可以食用一些加了盐和糖的米汤。

⊘ 增加调整肠道的菌群

腹泻期间，服用一些益生菌、乳酸菌素品、乳酸酶片等调整肠道菌群，减少大便次数。

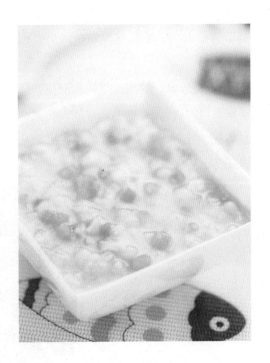

⊘ 使用相关制剂

如果大便次数太多，一时控制不了，可以使用蒙脱石散剂。这是一种肠道黏膜保护剂，吸附面大，可以吸附一些致病菌，具有止泻和抗菌的双重作用，但不会被身体吸收，是比较安全的，对胎宝宝的健康和安全基本没有影响。

随心而至的插花

插花是一门与插花人的喜好和欣赏风格很有关系的艺术，孕期插花可以帮助准妈妈镇静心绪、培养情操，是特别好的胎教方式，你完全可以根据自己的风格来插出自己的作品来。在周末闲着无事时，不妨试一试哦。

✓ 蔬果插花

材料：柿子椒1个（或苹果、西红柿等），花泥1块，牙签数支，樱桃数个，满天星数枝，小雏菊数朵（或其他鲜花）。

步骤：

1. 将柿子椒横刀切成两半，泡一小块花泥。

2. 将泡好的花泥切成略小于辣椒横切面的大小，用牙签固定在两半辣椒的中间。

3. 将修剪好的满天星转圈围插到柿子椒四周的花泥中，再将樱桃插入花泥，最后插入小雏菊，注意插花时要用花朵将花泥遮挡起来。

✓ 纸筒插花

材料：废弃纸筒一个（茶叶筒、饼干筒等），试管数支（可用玻璃杯代替），小菊花数枝，龟背叶两片（可用栀子花叶代替）。

步骤：

1. 将装好水的试管一一放进纸筒里，装满纸筒为止。

2. 将修剪好的小菊花一一插入试管中，摆出自己喜欢的造型。

3. 将龟背叶插放到小菊花枝叶间，遮住纸筒口，调整到看不到试管。

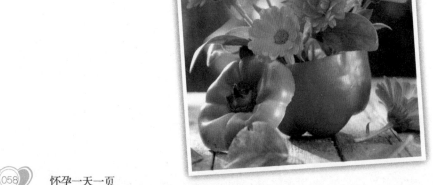

会吮吸小手了

在孕 11 周，胎宝宝的发育速度是非常惊人的，肢体在不断加长。因为肢体变长了，头部就不再显得那么大了，身体和头部比例显得协调了很多。

孕 11 周的胎宝宝身长可以达到 45 ~ 63 毫米，体重则可以达到 8 ~ 14 克。

此时的宝宝虽然还很小，但已经确确实实是一个漂亮的小宝贝了，细微之处都已经接近完美，比如手指甲和脚趾甲也变得更加清晰等。在闭着的双眼里，眼睛的虹膜开始发育。

胎宝宝在这个时候能力也见长，可以自己把手放到嘴里吮吸，会吞咽羊水、打哈欠，并且会经常活动手脚，两脚还会交替向前做走的动作，这是"原始行走"。

胎宝宝吞咽羊水是一个系统练习，羊水被吞下肚子后，经过消化道、肾脏等形成干净的尿液，经过排泄器官排入羊水中，同时锻炼了消化、吸收、排泄等一系列的器官功能，这是在为出生后的生活做准备。

胎宝宝发育长大了，需要较大的空间，所以此时子宫在不断扩张。在本周，子宫会上升到骨盆以上，用手在腹部就可以摸到了。子宫的变化也是胎宝宝在成长的证据，需要多关注它的位置和大小。

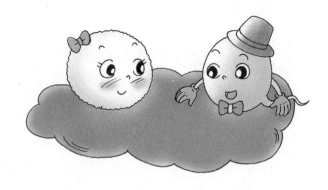

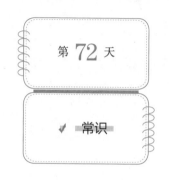

情绪变化是孕激素在作祟

怀孕期间体内激素水平的显著变化，可以影响大脑中调节情绪的神经传递素的变化，将使你比以往更容易感觉焦虑，应时时注意提醒自己转移注意力，或者求助医生。

正常妊娠的维持有赖于垂体、卵巢和胎盘分泌的各种激素相互配合，在受精与着床之前，在腺垂体促性腺激素的控制下，卵巢黄体分泌大量的孕激素与雌激素，导致子宫内膜发生分泌期的变化，以适应妊娠的需要。

胎盘形成后，胎盘成为妊娠期一个重要的内分泌器官，大量分泌蛋白质激素、肽类激素和类固醇激素，确保妊娠顺利进行。

✔ "打败"激素影响的良方

激素水平变化导致的情绪波动可能是无法避免的，不要试图去调整体内的激素含量，激素水平变化是身体的需要，并非坏事，但你可以尝试用更多方式去充实自己，转移情绪的着力点：

1.向准爸爸说出你现在的感受，即便是难受的，但说出来后真的会好很多，这样也会让准爸爸重视你的需要，让你忘记那种难受的感觉。

2.试着做些你一直在憧憬着要做的事情，比如美化卧室和客厅，将柜子移到一个新位置，去很久没去过的瑜伽班练一堂课，迁就一下自己的小脾气会使你获得愉悦感。

3.和亲友去散步，或者看电影，累了就肆无忌惮地睡上一觉，雨过就会天晴，下一站迎接你的必定是美丽的晴天。

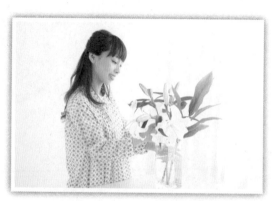

第 **73** 天

✓ 常识

怎样补钙效果好

胎宝宝的骨骼和牙齿在胎宝宝期的第2个月就开始钙化了，到第8个月后突然加速。所以，准妈妈需在怀孕第2个月时就要开始加强摄入补钙食物，并注意整个孕期都要补充大量的钙质。

✓ 饮食补钙是此期最好的方式

喝牛奶是最简便的补钙方法。在一天24小时中，血钙水平会变动，半夜2～3点钟是最低的。所以，准妈妈妈临睡前要喝一次奶，保证夜间血钙稳定，预防抽筋。

另外，我们常吃的日常食品也是准妈妈补钙的好帮手。

1.鸡蛋、豆腐含钙丰富，口感又软又嫩；

2.鱼肉、虾皮虾肉等含钙丰富，还可促进胎宝宝大脑的发育；

3.鲜奶、酸奶、奶酪等奶制品含钙丰富，易于吸收；

4.花椰菜、甘蓝、西蓝花、荠菜等深绿有叶蔬菜含钙很多；

5.大豆、菜豆、芸豆等豆类可以同时补充钙和蛋白质；

6.海带、木耳、紫菜、芝麻等含钙量远高于一般食品。

✓ 孕期身体对钙的需求量

孕早期准妈妈每天需要800毫克的钙，孕中期每天需要1200毫克，孕晚期及哺乳期每天需要1500毫克钙才能满足需要。

不要过度补钙，多余的钙可能会从肠道排出，同时还有可能增加肾结石的危险。

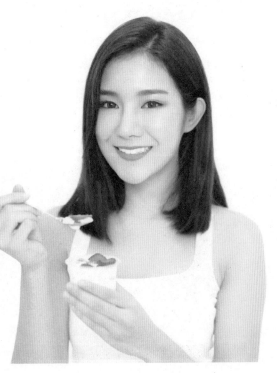

两道开胃又营养的美味

孕早期准妈妈胃口通常都不怎么好，家人应该按照准妈妈的个人口味喜好来准备食物，可以备下一些新鲜水果、饼干、酸奶之类的零食，饿了就吃一些。

✅ 开胃食谱一：柠檬鱼片

材料：柠檬1个，鱼肉150克（去皮、骨），姜2片。

调料：盐、料酒各少许。

做法：

1.将鱼肉洗净,切成片,用盐涂抹均匀,加入料酒、姜片腌制10分钟左右；柠檬洗净，切成两半，一半切片，另一半放到榨汁机中榨汁备用。

2.将鱼肉片放到烤箱里烤10分钟左右（没有烤箱的也可以用蒸锅蒸）。

3.在烤好(蒸好)的鱼片上淋上柠檬汁，摆上柠檬片即可。

✅ 开胃食谱二：番茄土豆牛肉汤

材料：番茄50克，土豆150克，卷心菜50克，牛肉高汤适量，葱末、姜末各少许。

调料：盐适量，芝麻油少许。

做法：

1.土豆洗净去皮，切成小丁；卷心菜洗净，切成小片；番茄洗净，用开水烫一下，切成小块。

2.汤锅置火上，倒入牛肉高汤，加入葱末、姜末、土豆丁、卷心菜，烧开后除去浮沫，倒入番茄块，再煮10分钟，加入盐调味，至土豆酥烂，关火，淋上芝麻油即可。

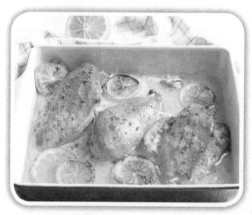

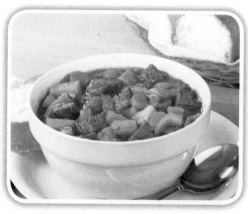

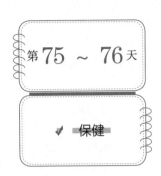
孕期运动注意事项

生命在于运动，健康源于运动。对于准妈妈来说，适当运动有利于自身与胎宝宝的健康，但孕期运动要注意方法，以免受伤或对胎宝宝产生不良影响。

⊘ 掌握运动量

一般来说，准妈妈在运动时，脉搏不要超过 140 次 / 分，体温不要超过 38℃，时间以 30 分钟到 40 分钟为宜。准妈妈运动时心率不能过快，尽量不超过最大心率［最大心率 =(220 – 年龄)×60%］。运动中准妈妈如果出现晕眩、恶心或疲劳等情况，应立即停止运动。

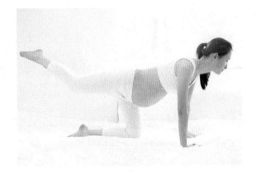

⊘ 热身及补水

运动前后一定要进行热身和放松活动，尤其要注意活动韧带部位。此外，运动前和运动时要喝足够的水，运动中要注意多停顿休息。

⊘ 穿着合适的衣服

运动时应穿着宽松一些的服装，如果下水游泳，应穿专门为准妈妈设计的游泳衣。

⊘ 选择合适活动环境

不要在太热或者太潮湿的环境里活动，最好在空气清新、绿树成荫的场所锻炼，这对准妈妈和胎宝宝的身心健康均有裨益。

⊘ 运动姿势有讲究

怀孕超过 4 个月后应避免仰卧姿势的运动，因为胎宝宝的重量会影响准妈妈血液循环。运动时从仰卧到站立也要注意，应先侧卧，然后用一只手的肘部和另一只手支撑身体，慢慢转成坐姿后再站起。

音乐《致爱丽丝》

《致爱丽丝》是贝多芬为其心爱的人所作，听过这个乐曲的人一定会为之所动，整个乐曲欢快活泼，仿佛一个少女，单纯、美丽、开朗，洋溢着浓郁的爱慕之情，这美妙的音乐实在很适合准妈妈听一听。

✓ 赏析

爱丽丝其传闻及乐曲都具有浪漫主义色彩，都可能是这首乐曲中浓郁的感情的源泉。乐曲的开头，主题活泼亲切，刻画出一个温柔美丽、单纯活泼的少女形象。中间部分色彩略显暗淡，节奏性强，表达了情绪不佳时的少女。最后，乐曲在欢乐明快的气氛中结束。少女的单纯让人一眼望穿，又令人无限爱慕、怜惜。

关于爱丽丝其人有许多美丽的说法：

1. 特蕾莎·玛尔法蒂，她是贝多芬教的一名女学生，贝多芬教课时对她产生了好感，于是写了这首乐曲送给她，贝多芬去世后，整理这首乐曲出版的人将曲名错写成《致爱丽丝》，流传下来。

2. 伊丽莎白·罗克尔的女高音歌唱家，贝多芬也教过她一段时间，两人保持着亲密的友谊，伊丽莎白后来嫁给了贝多芬的朋友，爱丽丝是伊丽莎白的昵称。

3. 富商家的女儿，据说贝多芬12岁时，到一个富商家里去教钢琴，贝多芬非常喜欢这家的女儿爱丽丝，于是在那个时候创作了这首乐曲。

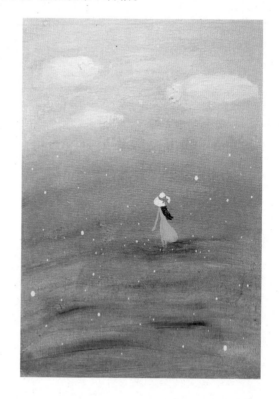

像个微雕小宝宝

孕 12 周的胎宝宝虽然很小，只有 65 ~ 80 毫米，还不如成人的手掌大，但是身体雏形构造完成，并且从细节到轮廓都已经具备人类特征，部分身体功能运行良好。

在这个时候，胎宝宝有了完整的甲状腺和胰腺，这两个腺体的形成对胎宝宝来说意义非凡，甲状腺可分泌甲状腺素，这是维持人体代谢的基础物质，胰腺是分泌胰岛素和胰液的腺体，对于帮助消化、调节全身生理机能都是非常重要的。不过此时这两个腺体还不具备完整的功能，需要继续发育、完善。另外，脾脏也开始分泌胆汁，这也是消化系统的一部分，是为宝宝出生后消化脂肪做准备的。

胎宝宝的外生殖器现在已基本成型，性别可以从 B 超上看出来了，不过建议准妈妈不要以此来进行性别选择，不管是男还是女，只要健康聪明就好。

从本周末开始到孕 6 个月，宝宝的大脑进入脑细胞迅速增殖的第一阶段，称为"脑迅速增长期"，脑细胞体积增大、神经纤维增长。这段时间准妈妈要多吃一些有助于大脑发育的食物。

再看看外观，胎宝宝的颈部变长，下颌也从胸前伸出，五官开始集中，眼睛的距离不再那么远了，耳朵也到了头部两侧，整体看上去面部更漂亮、更精美了。更值得高兴的是，胎宝宝现在有了触觉，能够感受到外来的触觉刺激，如果父母用手触摸胎宝宝头部所在的位置，他会把头转开，并出现手指、脚趾张开、嘴巴开合、四肢舞动等反应，就像受到了惊吓一样。

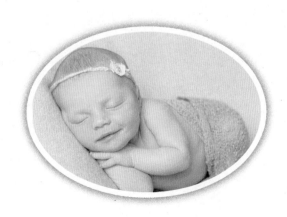

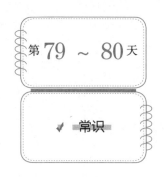

远离过于刺激的文艺作品

不少年轻的准爸爸准妈妈有看恐怖电影和书籍的爱好，他们喜欢通过恐怖惊悚的文艺作品来释放压力，但这些作品对于准妈妈的身心是有影响的，因此怀孕后，就要暂时远离这些文艺作品了。

⊘ 远离恐怖的文艺作品

惊悚恐怖的电影、电视或书籍会使人的心情容易紧张和激动，严重地扰乱准妈妈的情绪，而且这种紧张的氛围在结束观看或者阅读后，还会继续萦绕在准妈妈的脑海中，这将对准妈妈保持愉快而舒畅的心情十分不利。

精神状态的突然变化，如惊吓、恐惧、忧伤、严重的刺激等，会引起准妈妈精神的过度紧张，影响食欲，对胎宝宝生长发育不好。此外，这种紧张情绪还会使得肾上腺皮质激素分泌增加，严重的甚至可能会导致流产或早产。即使宝宝出生，也容易出现身体功能失调、消化系统发生紊乱。长期焦虑不安、惊恐还会使宝宝日后形成不稳定的性格和脾气。

此外，受惊吓、过分忧虑、情绪紧张是孕早期引起腭裂和兔唇畸形的重要原因。

⊘ 远离忧伤的文艺作品

许多准妈妈喜欢唯美忧伤的文艺作品，这些作品容易使准妈妈陷入忧伤和悲观的情绪。准妈妈若长期处于悲伤、忧愁、抑郁、焦虑的不良环境下，会对胎宝宝不利。长期焦虑不安、惊恐，可使胎宝宝出生后形成不稳定的性格和脾气。

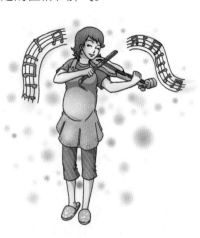

第81天

✓ 营养

每日盐分摄入标准

食盐是人们日常生活中不可缺少的调味品，它的主要成分是氯化钠。钠是人体生命活动中不可缺少的物质。对于怀孕的准妈妈来说，适当摄入食盐是十分必要的。

✓ 摄入不适量盐的危害

过多的钠会加重妊娠中毒症的三个症状，即水肿、高血压和蛋白尿。如果准妈妈多吃盐，就会加重水肿且使血压升高，甚至引起心力衰竭等疾病。由于钠离子是亲水性的，会造成体内水的潴留，开始时这会使细胞外液积聚，如果积聚过多，会导致准妈妈水肿。

但是准妈妈如果长期低盐饮食，或者不能从食物中摄取足够的钠时，就会使人食欲不振、疲乏无力、精神萎靡，严重时发生血压下降，甚至引起昏迷。如果身体内缺少盐分，水分也会减少。在这种情况下除了产生口渴的感觉外，血液也会变得黏稠，流动缓慢，以致养料不能及时地输送到身体的各个部位，废物也不能及时地排出体外。时间一长，对准妈妈身体危害很大。

✓ 准妈妈摄入盐的标准

世界卫生组织建议每人每天食盐摄入量为 3～5 克，最多不超过 6 克。准妈妈在怀孕后和怀孕前在食盐的摄入上差别不是很大，也适用这个标准。

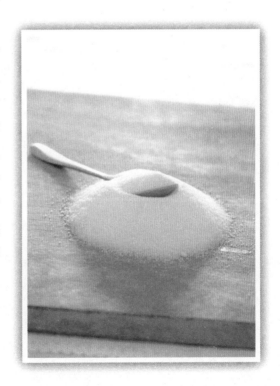

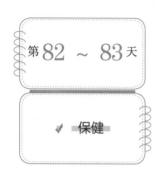

孕期如何护理乳房

有些年轻的新妈妈发觉孩子生下后乳房开始"缩水"松松垮垮耷拉下来，那是因为孕期里没有重视对乳房的保养。所以，准妈妈为了乳房的健康与美丽，一定要学会护理好乳房。

✓ 选择合适的胸罩

无论乳房以前如何坚挺，为防患于未然，准妈妈必须每天穿戴胸罩给乳房提供良好的支撑。选择合适的胸罩十分重要，戴得太紧会压迫乳房，影响乳腺的正常发育；戴得太松则起不到效果——乳房依旧会下垂。

✓ 轻柔按摩

每天用手轻柔地按摩乳房，能促进乳腺发育。按摩的方法是：准妈妈取坐位，用双手手掌在乳房周围轻轻按摩1 ~ 3分钟，然后用五个手指轻轻抓揉乳房10 ~ 20下。

✓ 经常清洗乳头

每日用温水擦洗乳头一次，每次擦30 ~ 40下，擦洗时不要用力过猛。经常擦洗乳头能增强乳头皮肤的韧性，可防止产后乳头皮肤破裂。用植物油(橄榄油、麻油、豆油)或矿物油(液状石蜡)涂敷乳头，使乳头表面的积垢和痂皮变软，再用肥皂和热水洗净。碱性清洁用品会洗去乳房上的角质层和油脂，使乳房表皮干燥、肿胀，不利于乳房的保健。要想充分保持乳房局部的卫生，最好还是选择温开水清洗。

✓ 乳房肿胀、疼痛的护理

对怀孕中乳房出现的肿胀甚至疼痛的情况，可以采用热敷、按摩乳房等护理方式来缓解。

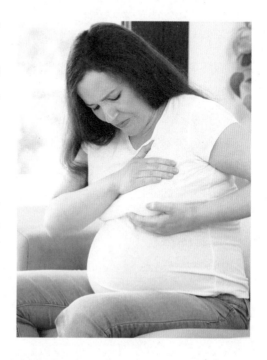

美学胎教：简笔画"玫瑰花"

人们常用花朵来形容女士与孩童，花朵娇艳美丽，同时也是未来的象征。每个女士心里也许都有朵属于自己的玫瑰花。玫瑰在人们看来是一种骄傲的花朵，感情热烈的男士们喜欢送心爱的人玫瑰花。玫瑰在人们心里代表了炽烈的爱意，总是轻易地就唤醒了心中的柔情。

玫瑰花的画法

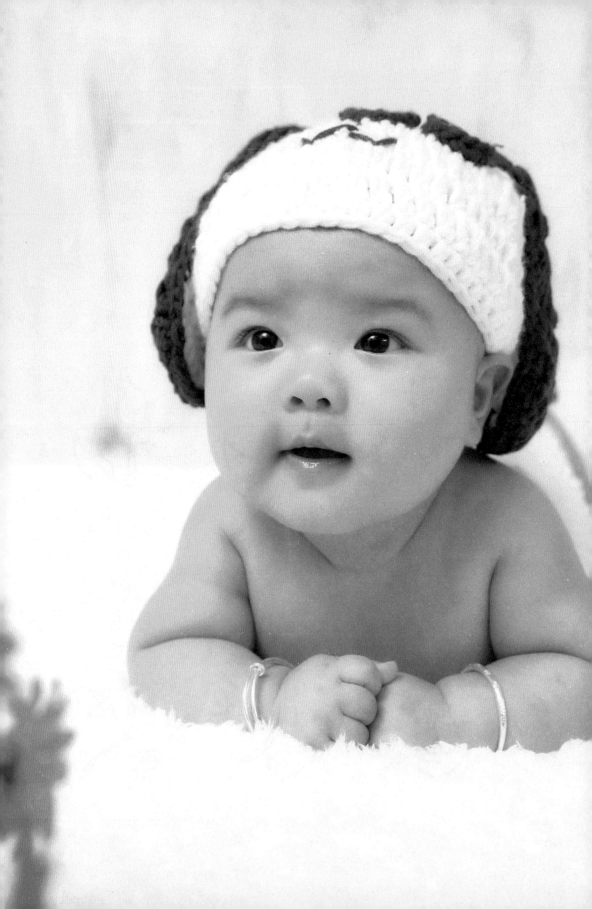

孕4月

宝宝，妈妈是你最好的朋友

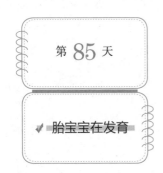

胎宝宝胎盘开始形成

孕 13 周的胎宝宝的身长和体重又有了新的变化，身长已经到了 70～76 毫米，体重 20 克左右。在接下来的 6 个月，胎宝宝的主要任务就是让自己成长得更健康、更结实。

与此同时，胎宝宝还有两个新的变化出现，牙槽内出现乳牙牙体，手指和脚趾上出现纹印。这些纹印是胎宝宝重要的身份识别信息，是独一无二的，在出生时脚印还会被印在出生记录单上作为证明。

这个时期的胎宝宝胎盘开始形成，胎盘的形成有着重要的意义。它使得胎宝宝和准妈妈之间的联系更加紧密了，也说明已经不那么容易发生流产了，从这时起，胎宝宝就进入了稳定期，准妈妈可以不用那么担心，安心的养胎了。

脐带和胎盘并不是胎宝宝的身体组成部分，但却是他身体发育不可缺少的一条生命线，在本周，这条生命线就会发育完成了。脐带和胎盘发育完成后，胎宝宝就会通过它们从准妈妈的身体中吸收营养和氧气，使自己健康茁壮地成长，同时再把身体内的代谢物通过它们传递给准妈妈，由准妈最终代谢出体外。

胎宝宝现在的发展仍然很快，脖子已经发育得比较有力了，能够起到有力地支撑作用，帮助胎宝宝把头抬起来了，整个身体更加伸展。脑部的增殖和发育也没有停下来，神经元迅速增多，神经突触形成，这使得胎宝宝的条件反射能力增强，手指可与手掌握紧，脚趾可向脚底弯曲。如果胎宝宝是个女孩子，现在卵巢里已经有大约 200 万个卵细胞，不过这些卵细胞是逐渐减少的，在出生时，只剩下约 100 万个了。

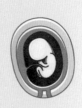

第 86 天

✓ 常识

了解常见的妊娠数据

怀孕期间，准妈妈会接触到许多与妊娠相关的专业数据，这些数据从各个方面反映着准妈妈的健康状况和胎宝宝的发育情况。所以准妈妈有必要了解一下这些数据，一旦有些数据严重不符，能够第一时间发现异常，做到心中有数，防患于未然。

✓ 妊娠时间

整个妊娠时间为 40 周，共 280 天，每 4 周为 1 个月，共 10 个月，也就是常说的"十月怀胎"；如果孕 3 月以前发生流产叫早期流产，在孕 28 周以前发生流产叫晚期流产，这段时间的胎宝宝都是未成熟儿，无法存活；满 28 周，不足 36 周出生叫早产，经过医院的专业护理，可以存活；满 36 周为足月儿，随时可能出生；满 40 周不生为过期妊娠，过期 14 天需要借助人工终止妊娠。

✓ 常规产检时间

孕早期检查 1 次，在孕 12 周检查为好，孕中期每月检查 1 次，孕 8、9 月每 2 周检查 1 次，最后一个月每 1 周检查 1 次。

✓ 专项检查时间

唐氏儿筛查在 16 ~ 18 周时进行，如果检查结果出现高风险，则需要在 20 周前做羊膜穿刺检查，21 ~ 24 周做妊娠糖尿病的筛查。

✓ 体重增长

体重在整个孕期共增长 12 ~ 13 千克为最佳，孕早期不超过 1.5 千克，孕 3 ~ 6 个月以及孕 7 ~ 9 个月各增加 5 千克，如果整个孕期体重增加超过 20 千克或准妈妈体重超过 80 千克，都属于过于肥胖。

✓ 胎动数据

胎动最早在孕 16 周出现，最晚孕 20 周也会出现，胎动最频繁的时期是孕 28 ~ 34 周，此时每 12 小时胎动 30 ~ 40 次为正常，最少不低于 15 次，此后胎动频率会降低，但仍规律出现。胎动次数突然增加或减少都可能是异常表现，要咨询医生诊断。

✓ 胎心音

胎心音在孕 12 周后用胎心仪可以听到，孕 18 ~ 20 周时用普通听诊器就可以听到，胎心音正常频率为 120 ~ 160 次。胎心音是胎宝宝活着的证据。

哪些食物有利于胎宝宝大脑发育

准妈妈们都希望将来宝宝更加的聪明，而孕期多吃一些有益于胎宝宝大脑发育的食物很重要，因为这些食物中都含有促进胎宝宝大脑发育所需的营养素。

✓ 亚油酸

胎宝宝大脑发育需要一定量的脂肪酸，尤其是亚油酸。此阶段是大脑增殖高峰，大脑皮质增殖迅速，丰富的亚油酸可满足大脑发育所需。而这些可以通过植物油进行补充，准妈妈可以多吃些核桃、花生、芝麻等坚果。

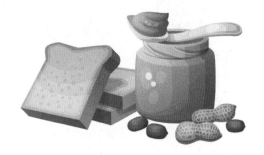

✓ 碳水化合物

胎宝宝大脑发育将消耗大量的能量。能量的主要来源是碳水化合物，准妈妈应保证每天摄入 150 克以上的粮谷类食物。也可以将各种米、面、杂豆、薯类等五谷杂粮混合烹调，或者将谷类与蔬菜、水果混合制作，既有营养，又能增加食欲。

✓ 卵磷脂

卵磷脂生物学名为磷脂酰胆碱，是构成神经组织的重要成分，属于高级神经营养素，也属于脂类中的一种。对于处于大脑发育关键时期的胎宝宝，卵磷脂是非常重要的益智营养素。它可以提高信息传递速度和准确性，提高大脑活力，增强记忆力。而大豆、蛋黄、坚果、肉类及动物内脏等富含卵磷脂，准妈妈可以通过吃这些食品来补充。

✓ DHA 和 EPA

脂类中还有两种不饱和脂肪酸，即 22 碳六烯酸 (DHA) 和 20 碳五烯酸 (EPA)。这两种不饱和脂肪酸对大脑发育非常有好处。准妈妈可以通过吃富含 DHA 和 EPA 的鱼类来补充。

如何做好口腔护理

准妈妈在怀孕后，由于激素水平的变化，容易感染口腔方面的疾病，用药不慎会影响胎儿健康，而且如果是中度、重度的牙周炎，准妈妈生出早产儿和低体重儿的机率也会大大增加。所以，准妈妈孕期口腔护理非常重要。

✅ 准妈妈如何做好口腔护理

1. 做好定期口腔检查和适时的口腔治疗。孕期里口腔疾病会发展较快，定期检查能保证早发现、早治疗，使病灶限于小范围。

2. 注意口腔的清洁。每次进餐后都需要漱口，最好是刷一次牙。此外，使用牙线可彻底去除齿缝间牙菌斑和食物残渣，有条件的准妈妈可以养成使用牙线清洁牙面的好习惯。

3. 注意均衡的饮食，多吃富含维生素 C 的水果和蔬菜，多喝牛奶。

4. 使用不含蔗糖的口香糖清洁牙齿，如木糖醇口香糖。木糖醇是一种从白桦树或橡树中提取的甜味剂，不含蔗糖，因此不会引起蛀牙。这种口香糖具有促进唾液分泌、减轻口腔酸化、抑制细菌和清洁牙齿的作用，如果能在餐后和睡觉前咀嚼一片，每次咀嚼至少 5 分钟，可以使蛀牙的发生率减少 70% 左右。

✅ 选择适合准妈妈的牙膏

准妈妈如果没有明显口腔疾病，可以选用含氟牙膏。不建议准妈妈随意长时间使用药物牙膏，特别是强消炎类的牙膏，因其含有较多的化学制剂。炎症比较重的时候，可以短期选择消炎作用强的牙膏，一旦炎症好转，就可选择含盐牙膏来消炎抑菌。

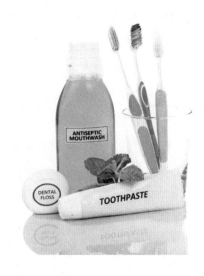

胎教，不只是听音乐和讲故事

很多准爸妈一听到胎教，就以为是听音乐和讲故事。其实手工、智力游戏、抚摸、画作欣赏等都是很好的胎教方式。受过胎救的宝宝出生后对声音较敏感，走路和说话都比较早。

✓ 胎教时间5～10分钟为宜

胎教的目的，就是通过外界的刺激，促使胎宝宝接收更多的有益信息，让胎宝宝发育得更好、更聪明。只要感受到胎动、准妈妈也感觉舒适，就可以随时把自己听到、看到的一切与胎宝宝分享。但要注意的是，做胎教时间不司太长，每次控制在10分钟以内，刚开始做胎教时，时间更要短一些，毕竟胎宝宝最需要的是休息。

✓ 胎宝宝喜欢被关注

胎宝宝是一个有各种感觉的、鲜活的生命。外界不断的良性刺激可以使胎宝宝的感觉得到更好的发展。因此，不管以何种方式关注胎宝宝，每天早起打招呼也好，轻轻地抚摸也好，一定要让胎宝宝感觉到关注和爱意。不管是什么形式，只要带着爱意，胎宝宝就一定感受得到。

✓ 随时注意观察胎儿的反应

其实胎儿也有生物钟，他会在每天固定的时间里让准妈妈感受到胎动，这是准妈妈与胎儿交流的最佳时机。

一般准妈妈进行胎教的时间是固定的，如果到时间了而准妈妈却没有为胎儿"上课"，他一般会有反应，准妈妈会感觉到胎动非常厉害，这是胎儿在对准妈妈提出抗议。

准爸妈在做胎教时，最好能随时观察胎儿的反应，如果胎儿出现持续胎动过频或幅度过大，可能胎儿对此胎教形式并不喜欢，对胎儿身体刺激过大，最好停止胎教。

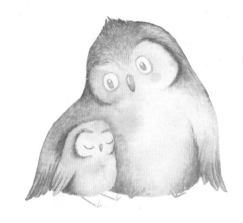

胎宝宝更加像一个婴儿了

孕 14 周的胎宝宝又有了新的变化，身长和体重都又有所增加，身长的范围有 85 ~ 92 毫米了，体重的范围有 30 ~ 43 克。

✅ 身体机能发育情况

从这一周开始，胎宝宝四肢及躯干的生长速度会超过头部，而胳膊的生长速度还要快于腿部，也比腿部灵活得多，能够经常挥动，手还会做出抓和握的动作。另外还会把手放入嘴里吮吸，有时候也会抓住脐带玩一会儿。骨骼继续发育，软骨也开始形成。除此之外，胎宝宝的颈部更加伸展、更加有力，能够把头抬起来向前方看看，不过胎宝宝现在还不会转头，因为他还没有学会控制头部转动呢。

胎宝宝在子宫里做的各种动作，如抬头、吃手、皱眉、做鬼脸等，科学证明这些对他的大脑发育很有好处，来自外部的胎教对胎宝宝的大脑也同样有好处，准妈妈此时也可以给胎宝宝一些外部刺激，让胎宝宝多运动、多感觉。

✅ 外形的变化

胎宝宝在外貌上又有了新的变化，就是在他的身体表面出现了一层绒毛——胎毛，胎毛对胎宝宝有保护作用，可以让他免受羊水的浸润。与此同时，胎宝宝的脸部也会出现表情和动作，比如皱眉、做鬼脸、斜眼睛等，显得更生动、可爱了，更加像一个婴儿了。另外，在胎宝宝的头上，也会有新的发现，头发也在这个时候开始长出来了。

准妈妈享有哪些特权？

出于对准妈妈的保护，法律赋予了职场准妈妈一些权利，准妈妈一定要有所了解，享受自己的正当权利，懂得用法律武器来保护自己。

☑ 带薪产检的权利

准妈妈有权利在工作时间内进行产检，产检时间算作劳动时间，按出勤对待，薪资发放不受产检影响。

☑ 休产假的权利

准妈妈可以享受 14 周产假，如果难产可增加 15 天，多胎的可增加产假，每增加一胎增加 15 天。

☑ 怀孕等期间不能降薪或辞退

在怀孕、休产假、哺乳期间，工作单位没有权利降低准妈妈的工资标准或者辞退准妈妈。当然，准妈妈也有义务完成工作任务或者给予接手自己工作的同事配合。

☑ 劳动强度不能过大

工作单位不能让准妈妈从事超过规定强度的劳动，也不能随意延长准妈妈劳动时间。国家规定的第三级劳动强度的工作和孕期禁忌从事的工作，不能要求准妈妈参加，原来从事这样的劳动，准妈妈有权要求调离，怀孕 7 个月以后不能安排夜班。

☑ 产假期间的待遇

用人单位已经参加生育保险的，由生育保险基金按照用人单位上年度职工月平均工资标准支付女职工生育津贴；未参加生育保险的，由用人单位按照女职工生育前工资标准支付工资。

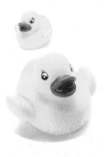

贴心提示

不是所有的领导都了解准妈妈的这些权利，准妈妈要学会跟领导沟通，巧妙地向领导传达自己的需求，不要把关系搞得很僵，也不要倚仗准妈妈的优势，消极怠工。

✔ 营养

准妈妈如何挑选和食用肉类

准妈妈在孕期需要摄入优质蛋白质，其主要来源就是动物肉类，包括猪肉、牛肉、羊肉、鸡肉和鱼肉等，这些肉类的蛋白质含量在 16% ～ 26%，而且其所含氨基酸容易被人体吸收利用，同时肉类也是我们每天所需的铁、铜、锌、镁等营养元素的最好的来源之一。

✓ 推荐准妈妈吃的肉

1. 鱼肉。鱼类尤其是海鱼含有多不饱和脂肪酸以及丰富的 DHA，能预防流产、早产和胎儿发育迟缓。尤其是鳗鱼，建议准妈妈每周最好能够吃 2 ～ 3 次。

2. 鸡肉。蛋白质含量高，容易消化和吸收，脂肪含量低。

3. 牛肉。牛肉中不仅含有丰富蛋白质、铁和铜，而且 B 族维生素含量也很高，脂肪含量相对较低，因此也是准妈妈餐桌上不错的选择。

4. 兔肉。蛋白质含量高，脂肪含量低，非常适合怀孕前就比较胖或者体重超标的准妈妈食用。

✓ 准妈妈吃肉的注意事项

1. 不要过量。对于健康的准妈妈来说，每天肉类的摄取量在 200 克左右为最佳，而每个星期所摄入的肉类中最好能包括 300 克鱼肉。如果每天摄入的肉类过多，日积月累就会导致高脂血症、动脉粥样硬化，甚至会使心血管系统或其他脏器发生病变。

2. 最好和豆类和豆制品一起食用。肉与富含植物蛋白、植物脂肪的豆类、豆制品一起食用，可以降低血液中的胆固醇，增加多不饱和脂肪酸的含量，减少动脉硬化等疾病的发病率。

3. 补充足够的膳食纤维。膳食纤维能够减少食用肉类后，脂肪、胆固醇在肠道内的吸收，有降血脂、降低胆固醇的作用。还能有效地预防便秘，是肉食的最佳配餐。

适时更换大号内衣

随着孕期的增长，准妈妈的身体会越来越胖，胸部也会长大，一般乳房在孕期会增重1千克左右，增大2 ~ 3个罩杯，这样就需要及时更换大号的、承托力比较好的内衣了。

⊘ 根据自身情况更换

更换大号内衣没有严格的时间规定，以准妈妈的感觉为准，什么时候感觉已有的内衣不合适了，什么时候换即可，通常情况下是在孕3 ~ 5个月的时候换一次，孕7 ~ 9个月的时候换一次。

⊘ 内衣质地要舒适

内衣大小合适了，还要考虑舒适性，质地以棉质为最好，透气性较好，另外棉质加了莱卡的内衣在吸湿性、透气性上表现也很好，在伸缩性和不变形上则有突出优点，也是不错的选择，需要注意的是全部化纤类的内衣要避免。内衣的肩带最好选择较宽的，可以减轻肩膀的压力。

准妈妈在选择内衣的时候，一定要选择内衬手感足够柔软，因为到了孕后期乳头十分敏感，不够柔软的内衣内衬会造成乳头发炎。

⊘ 购买孕妇专用内衣

孕期乳房增大并不是均衡地全面增大，而是下部向外扩张，所以不是购买普通胸罩大一点就能解决的，而是应该购买孕妇专用的内衣。购买的时候，最好亲自试戴一下，以乳房没有压迫感，同时内衣与乳房紧密贴合为宜。

如果内衣太小，乳腺的增生和发育会受到影响，还会因为与皮肤的摩擦而使纤维织物进入乳腺管,造成产后无奶或少奶，如果太大，明显不能给乳房很好的承托，势必在乳房增重较多的情况下,导致下垂。一般选择能够调节大小款式的内衣比较适合孕期穿戴，可以根据需要调整，不至于相差太远。束身内衣、有药物、硅胶或液囊填充物的丰胸内衣，都太紧，不适合孕期穿用。

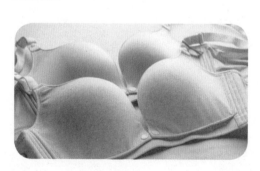

读故事《一滴水》

从前有一个老头儿，大家把他叫做克里布勒·克拉布勒，这就是他的名字。他总是希望在一切东西中抽出最好的东西来。当他没有办法达到目的时，他就要使用魔术了。

有一天他坐下来拿着一个放大镜放在眼前，查看一滴从沟里取出来的水。嗨，那才是一副乱爬乱叫的景象呢！无数的小生物在跳跃着，互相撕扯，互相吞食。

"这真吓人！"老克里布勒·克拉布勒说。"我们不能劝它们生活得和平和安静一点么？劝它们不要管别人的闲事么？"

他想了又想，可是想不出办法。最后他只好使魔术了。

"我得把它们染上颜色，好使它们显得清楚！"他说。

于是他就在这滴水里倒进了一滴像红酒这类的东西。不过这就是巫婆的血——最上等的、每滴价值两个银毫的血。这样，那些奇异的小生物就全身染上了粉红色；水滴简直像住着一群裸体野人的城市一样。

"这是一些什么东西？"另外一个魔法师问。这人没有名字——而他却正因为没有名字而驰名。

"嗨，如果你能猜出它们是什么东西"，老克里布勒·克拉布勒说，"我就把它们送给你。不过，你不知道，要猜出来是不很容易的。"

这个没有名字的魔法师朝放大镜里面望。这真像一个城市，那里面的人都在跑来跑去，没有穿衣服！多么可怕啊！不过更可怕的是看到这个人怎样打着和推着那个人，他们互相咬着，掐着，拉着和捶着。在下面的要爬上来，在上面的被拉到下面去。

"这真是滑稽透顶！"魔法师说。

"是的，你知道这是什么吗？"克里布勒·克拉布勒问。"你能看得出来吗？"

"这很容易就可以看得出来！"魔法师说。"这就是哥本哈根的缩影，或者某个别的大城市——因为它们都是一样的。这就是大城市！"

"这不过是沟里的一滴水而已！"克里布勒·克拉布勒说。

——选编自《安徒生童话》

眉毛开始出现

在孕 15 周的胎宝宝又有了新的变化出现，无论从身长还是体重上，增加的速度都更快了，动作上也更加的激烈了，是令准妈妈们兴奋和激动的事情。

本周的胎宝宝从头到臀的长度约为 10 厘米，重 60 ~ 70 克，在接下来的几周中，身长和体重都增加很快，能够增加 1 倍甚至更多。所以在接下来的这段时间中，胎宝宝需要的营养量比较大，准妈妈要保证合理、充分的摄入。

✓ 身体机能发育情况

胎宝宝的身体发育速度还在加快，将超过前面一段时间，腿的发育速度是最快的，将在本周超过胳膊的长度，身体比例变得更加接近成人。另外，胎宝宝此时的关节基本都发育完成，而且能够自由运用了，所以现在的动作更多，也更协调了，通过 B 超可以清楚地看到胎宝宝的活动。

比较敏感的准妈妈在本周末有可能可以感觉到胎动了，准妈妈可以好好享受这一刻，也可以把第一次出现胎动的时间记录下来作为纪念，还没有感觉到胎动的准妈妈也不用着急，最晚孕 20 周的时候肯定会有胎动的出现。

已经发育成型的器官，正在努力练习运用，以促进功能的发展，主要的练习就是吞咽，胎宝宝吞下的羊水，一部分进入肺中，促进肺部气囊的发育，一部分进入气管，然后通过打嗝的方式，再将羊水打出来。吞咽和打嗝都是为了呼吸做准备，打嗝通常被看作是呼吸的前兆。在吞咽和打嗝练习的时候，胎宝宝的胸部会有节律地起伏。

✓ 外形的变化

胎宝宝面部发育也有了新成果，那就是眉毛开始出现，并逐渐变得清晰起来，眼睛虽然紧紧闭着，但是能够感觉到光线的强弱刺激了，面对强光，胎宝宝会有不适的感觉。

准妈妈孕期增重多少合适

怀孕后，准妈妈的体重会有所增加，从一定程度上说，体重增长的幅度也反映了胎宝宝的营养和健康状况，因此，孕期体重的增长应控制在正常范围内。

✓ 体重增长过少或过多都不好

如果准妈妈孕期营养不良，体重增加不够，则不利于胎儿健康，例如孕前体重低于标准体重15%的低体重准妈妈，若孕期增重少于9千克时，则分娩低体重儿的发生率将增加50%，新生儿的死亡率也要相应增加。

准妈妈也不能摄入过多营养，造成体重增加过快。准妈妈体重过大会增加许多危险的并发症，如慢性高血压、妊娠糖尿病、肾炎、血栓症、过期妊娠及胎儿过大和难产等，甚至产下先天性异常儿；患妊娠高血压的准妈妈在生产前后容易引起心脏衰竭，严重的甚至会威胁到生命。

✓ 孕期体重增加多少才合理

孕期体重的增加幅度并没有一个绝对参考值，因为每个准妈妈孕前的体质是各不相同的。科学方法是根据孕前 BMI（体重指数）来确定准妈妈应该增加多少体重。

> BMI 计算公式：BMI= 体重（千克）÷ 身高（米）的平方

这一数值在 18.5 ～ 24.9 为正常，超过 25 为超重，30 以上则属肥胖。

给准妈妈的孕期增重建议是：体重正常者 11.3 ～ 15.8 千克；超重者 6.8 ～ 11.3 千克；肥胖者 5.0 ～ 9.0 千克；体重不达标者 12.7 ～ 18.1 千克。

孕期预防缺铁性贫血

进入孕中期，准妈妈的血容量会开始逐渐增加，这部分增加的血量不但可以满足胎宝宝的需要，还能补偿准妈妈在分娩中流失的血液。随着体内血流量的增加，准妈妈对铁的需求也增加了，如果体内铁储备不足、不能满足红细胞正常生成的需要，就会出现"缺铁性贫血"。因此，孕期一定要补充足够的铁。

✓ 缺铁性贫血的表现

怀孕初期，缺铁性贫血的发生率约为10%；到了怀孕中期，发生率就可能达到38%；到了孕晚期，缺铁性贫血的发生率会变得更高。如果准妈妈出现以下症状，就要怀疑自己是不是贫血了：

1.时常感觉到疲倦、虚弱或眩晕；

2.手指甲、下眼睑和嘴唇比怀孕前更缺乏血色；

3.出现心跳加速、心悸、呼吸短促或很难集中注意力等现象；

4.出现异食癖，想吃一些如冰、报纸或泥土等非食物类东西。

当然，最准确的方法还是通过抽血化验，准妈妈可以在每次产检时可以做一次血液检查，随时关注自己的贫血状况。

✓ 如何通过饮食补铁

准妈妈需要在多吃一些含铁量高的食物，必要时，应在医生的指导下补充足够的铁剂。

1.多吃含铁食物。瘦肉、动物肝脏和血都是铁的很好来源，准妈妈可以每周吃1次猪肝（50克），2次动物血（每次100克）。

2.补铁的同时补充维生素C。维生素C能与铁形成螯合物，促进铁的溶解，利于铁的吸收。因此，在补铁的同时要注意多进食含维生素C丰富的新鲜蔬菜和水果，如西蓝花、青椒、西红柿、橙子、草莓、猕猴桃、大枣等。

3.摄入充足的维生素 B_{12} 和叶酸。这两者是合成血红蛋白的必需物质，能够保证红细胞的正常增长。

4.如果缺铁比较严重，日常饮食又满足不了对铁的需求，那就有必要通过服用专门的铁制剂来补铁了。

第103天

✓ 保健

孕中期性生活安全建议

进入孕中期，大部分身体健康的准妈妈都可以有适度的性生活，因为这一时期胎宝宝已经在子宫中稳固地"安营扎寨"，子宫中有胎盘和羊水作为屏障，可以缓冲外界的刺激，使胎宝宝得到有效的保护。由于激素的作用，有的准妈妈性欲也有所提高，而和谐的孕期性生活，可以让准妈妈心情愉快、情绪饱满。

✓ 性生活安全建议

1. 控制次数和时间。规律健康的性生活时间为每周 1～2 次，每次最好不要超过 20 分钟。

2. 注意个人卫生。尤其是准爸爸，一定充分清洁双手和生殖器，以免使准妈妈发生细菌感染。

3. 前戏不要过于激烈。如果过度刺激准妈妈的乳头，可能会引起准妈妈子宫收缩，对母子不利。所以，准爸爸要尽量避免过度抚摩准妈妈的胸部和私处。准爸爸的动作一定要温柔，注意选用安全的性爱姿势，避免压迫准妈妈的腹部。

4. 使用避孕套。虽然不用担心会怀孕，但使用避孕套可以避免精液刺激子宫发生收缩，而且还可以防止准爸爸生殖器上的细菌感染准妈妈。

5. 注意准妈妈的感受。在性爱的过程中，如果准妈妈感到疼痛，就要暂停，不可勉强为之。

贴心提示

不是所有准爸妈都可以在这个"安全期"进行性生活的，如果准妈妈有流产史、阴道发炎、子宫收缩太频繁或子宫闭锁不全、发生早期破水等情况，或是准爸爸患有性病，应避免性生活。

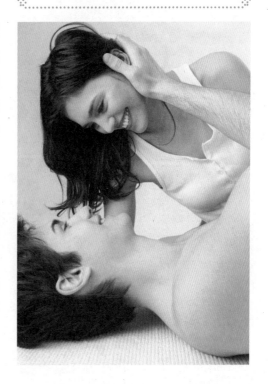

第**104**天

✔ 保健

孕期可以打麻将吗

打麻将成为很多准妈妈打发时间的最佳方式，但孕期沉迷于打麻将，不仅对准妈妈自身不利，而且有害于胎宝宝的身心健康。

⊘ 打麻将对身体的害处

1.在孕期，医生都建议准妈妈要有适当活动，尤其是不能长时间坐着不动。而搓麻将往往一坐就是数个小时，既令准妈妈身体疲乏，也会影响血液循环及胎宝宝发育。

2.打麻将时坐着不动，腹部的压迫会使盆腔静脉血液回流受阻，肛门周围静脉丛充血，引发痔疮、下肢静脉曲张和下肢严重水肿，甚至小腿抽筋。

3.另外，准妈妈怀孕后身体比较敏感，容易患上某种传染性疾病，一副麻将，上面沾染着多种致病微生物，这无疑增加了准妈妈患传染性疾病的风险，准妈妈一旦患上传染性疾病，则可能殃及胎宝宝。

4.打麻将时不少准妈妈保持紧张与兴奋的情绪，这种情绪持续时间太长，对胎宝宝是不利的刺激。

⊘ 打麻将注意事项

如果准妈妈很想打麻将的话，可以偶尔打打。只是要注意：

1.一定要选择安静干净通风的场所，打的时间也不宜过长，最好打1～2个小时后就换其他人打。

2.每次打完麻将都要用洗手液清洗双手。

3.打麻将期间更不能用手拿东西吃，或到处乱摸，以免将病菌带入体内。

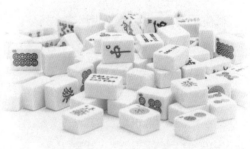

赏析裴多菲的《你爱的是春天》

爱的表达有千千万万，每一种都有它动人之处，诗人热烈地爱上了一个女孩，他用诗篇来表达自己的爱意，用四季来隐喻情感和爱，含蓄而婉转，没有一句明确的爱的表示，但诗人爱之深、爱之切，却无一处感受不到。

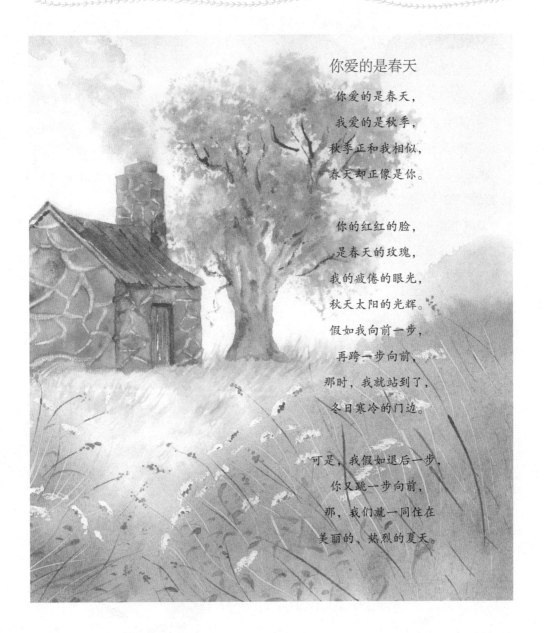

你爱的是春天

你爱的是春天，
我爱的是秋季，
秋季正和我相似，
春天却正像是你。

你的红红的脸，
是春天的玫瑰，
我的疲倦的眼光，
秋天太阳的光辉。

假如我向前一步，
再跨一步向前，
那时，我就站到了，
冬日寒冷的门边。

可是，我假如退后一步，
你又跳一步向前，
那，我们就一同住在
美丽的、热烈的夏天。

看上去像一个惹人爱的梨子

进入孕 16 周后，胎宝宝的又有了新的变化，身长、体重、面部表情，以及神经系统都发育较快，从外观及动作上均有所体现。

✓ 身体机能发育情况

胎宝宝的神经系统在本周会开始工作，肌肉对大脑的刺激能做出反应，显得活泼多了，动作也更加协调。通过 B 超，可以发现胎宝宝在子宫里玩耍，这时他最好的玩具是脐带。有时候，他会紧紧抓住脐带，使得脐带变窄，无法传输足够的空气和养分，不过不用担心，宝宝会很快就感知到这个问题，从而松开紧抓着的脐带，让它恢复正常工作。

此外，胎宝宝的面部表情有了更大的变化，就是他的眼珠子已经会慢慢转动了，这说明他的眼部部分肌肉和神经已经发育良好，且开始正常工作了。

本周胎宝宝吞咽羊水的练习会不断地进行下去，循环系统和尿道现在已经完全进入了正常的工作状态，经常性地把羊水吞入肚中，又将尿液排入羊水中。所以，胎宝宝此时也在不断吞咽自己的尿液，不过这时胎宝宝排出的尿液是干净无毒的，即使再吞入肚中，也不会有任何危害。

✓ 外形的变化

本时期的胎宝宝身长为 12 ~ 15 厘米，体重增加到了 120 ~ 150 克，大小与成人的手掌相当。此时的胎宝宝身体比例已经协调多了，头部只占到整个身体的 1/3，大头娃娃的外形已经有所改观。

测量腹围和宫高的意义

准妈妈的宫高、腹围与胎宝宝关系密切，因此从孕16周开始，每次做产前检查时都要测量宫高及腹围，以了解胎宝宝宫内发育情况。

✓ 测量宫高和腹围的意义

测量腹围和宫高数据，两者结合可以比较准确地判断羊水多少和胎宝宝的大小。所以，孕期要坚持测量宫高及腹围，以了解胎宝宝宫内发育情况，是否发育迟缓或巨大儿，可以帮助准妈妈及早发现异常并及时治疗。

✓ 孕中期之后的腹围参考标准

在孕34周后，如果腹围增长过快，超过上限，可能表示羊水过多。羊水过多预示着准妈妈可能患有某些妊娠合并症，比如妊娠糖尿病、妊娠高血压等，也有可能预示着胎宝宝有缺陷，比如无脑儿、脊柱裂等，都需要做进一步检查进行确认。

孕期	腹围下限	腹围上限	标准
孕5月	76厘米	89厘米	82厘米
孕6月	80厘米	91厘米	85厘米
孕7月	82厘米	94厘米	87厘米
孕8月	84厘米	95厘米	89厘米
孕9月	86厘米	98厘米	92厘米
孕10月	89厘米	100厘米	94厘米

不过，腹围增加值，还与准妈妈腹部脂肪量有关，另外，也和测量的手法有关，需要多测几次，最终是否增加过多还要由医生来判断。

✓ 宫高的变化规律

从怀孕后，子宫就一直在拉伸，位置也不断上升，到了孕32～34周时，宫高应达到胸骨剑突也就是胃部正上方的骨头下1～2横指。此时，宫高如果增长不明显或者有所降低，说明羊水可能过少。羊水过少，胎宝宝容易出现宫内窘迫，严重时甚至会胎死宫内。

宫高并非只升不降，到了孕34周以后，一般都不再继续上升了，大部分都会出现下降现象，这是因为胎头开始降入骨盆，胎宝宝和子宫底都整体下移导致的。

怀双胞胎的准妈妈应如何保证营养

怀了双胞胎虽然是一件令人兴奋的事，但双胎妊娠比单胎妊娠遇到的困难要多得多，双胞胎准妈妈可要做好迎接这些挑战的准备。双胞胎准妈妈怀孕后尤其要注意营养。

1.双胞胎准妈妈的负担比普通准妈妈重得多，两个胎宝宝生长所需营养量较大，因此准妈妈应调节饮食摄入的量与质。怀双胞胎的准妈妈大约需比一般准妈妈增加10%的膳食摄入，包括主食、肉类和蔬果等。

2.准妈妈一般都有生理性贫血，在双胎妊娠时更为突出。双胞胎准妈妈的血流量比平时高出70%～80%，双胎妊娠合并贫血发病率约为40%，所以，双胞胎准妈妈尤其要注意多吃含铁较多的食物，如猪肝和其他动物内脏，以及白菜、芹菜等。

3.双胞胎准妈妈要多补钙。一个人吃，三个人补的双胞胎准妈妈，将需求更多的钙质来满足自己和两个胎宝宝生长发育。平时多喝一些牛奶、果汁，多吃各种新鲜蔬菜、豆类、鱼类和鸡蛋等营养丰富的食物。

4.双胎妊娠时易患妊娠高血压疾病，因此，准妈妈平时在饮食上要严格控制食盐的摄入，并保障充分的睡眠和休息。

贴心提示

由于双胎导致子宫过度膨大，往往难以维持到足月而提前分娩。所以，双胎准妈妈需要提前住院待产，以保证安全顺利分娩。

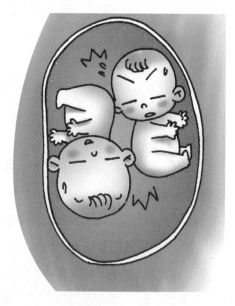

第109天

✓ 营养

孕中期如何补钙

胎宝宝是从准妈妈身体中获得钙的，即使准妈妈体内缺钙，胎宝宝仍然要从其体中吸取定量的钙，这就可能导致准妈妈缺钙，从而引起腰病、腿病、骨头痛、手足抽搐及牙齿脱落等问题，严重时还会发生骨软化症、骨盆变形，甚至造成难产。所以，准妈妈补钙很重要。

✓ 补钙的作用

由于胎宝宝骨组织的生成和发育及准妈妈生理代谢均需要大量的钙，如果身体中钙的含量不足，都会导致准妈妈血钙下降。

另外，钙对神经系统也很重要，当血清中钙含量减少时，准妈妈神经兴奋性增高，引起肌肉发生抽搐，这就是平常所说的"抽筋"。同时，胎宝宝缺钙可导致其骨骼发育不良，引起先天性佝偻病或先天性喉软骨软化病等。

✓ 孕中期如何补钙

在孕早期可以通过食物补充。准妈妈每天需要的钙在800毫克左右，每天1杯牛奶，加上日常饮食里供给的量就足够了。

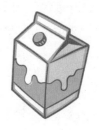

进入孕中期每天需要量会增加到1000毫克左右，每天喝500毫升牛奶或酸奶，再适当吃一些含钙丰富的食物如虾皮、腐竹、大豆制品等。此外，孕中期是胎宝宝骨骼形成时期，需要适量补充钙制剂，补充的量应遵医嘱。

✓ 过量补钙的危害

补钙过量会使钙质沉淀在胎盘血管壁中，引起胎盘老化、钙化，并使分泌的羊水减少，这样，胎宝宝就无法得到足够的营养和氧气，会威胁胎宝宝的安全和健康。而且，补钙过多，胎宝宝头颅和四肢骨骼会显得过硬，使得产程延长或者导致难产。

皮肤瘙痒怎么办

许多准妈妈孕期都会遇到皮肤发痒的问题，引起孕期皮肤瘙痒的原因很多，大部分可以通过适当的护理而痊愈，也有一部分是属于妊娠瘙痒症，这时就需要准妈妈慎重对待了。

✓ 普通瘙痒的护理

1.妊娠纹。因为皮肤的弹力纤维被拉开，妊娠纹部位就会发痒，适当涂抹些妊娠霜或普通的植物性润肤霜可以缓解。

2.皮肤变干。体内缺水也会引起皮肤干痒。此时准妈妈需要多吃蔬菜、水果，并保证每天的饮水量，同时注意内衣的材质与清洁，用一些纯植物的润肤霜可以止痒。

3.皮肤过敏。此时应尽量少接触肥皂、洗衣粉等刺激性物品，一定要用时可戴上胶皮手套，并注意避免过敏原。

4.空气潮湿。有些准妈妈在夏天发生皮肤瘙痒往往是因为天气闷热、潮湿，身体大量流汗之后，皮肤会痒。因此出汗后尽快洗澡擦干身体，注意保持皮肤清洁，穿棉质透气的衣服。

皮肤瘙痒时，注意不能用指甲大力抓痒，以免刮伤皮肤造成感染，可以涂一些润肤乳，或者在医生的指导下使用安全的止痒膏。

✓ 妊娠瘙痒症

妊娠瘙痒症又叫"妊娠期肝内胆汁淤积症""妊娠特发性黄疸"，多发生于孕中、晚期，它影响胎盘血流量，准妈妈与胎宝宝之间的物质交换和氧的供应也会受到影响，严重危害胎宝宝的安全。妊娠瘙痒症会出现黄疸、红色丘疹、风团块、红斑和水泡等，少数患者会乏力、腹泻、腹胀。如果出现了这些警示信号，应该及时就诊，以免病情继续发展。

妊娠瘙痒症具有家族遗传的特点，虽不能严格控制它的发生，但可以采取一些措施来积极预防。如采用以上防瘙痒的办法远离皮肤发痒，当皮肤出现瘙痒时可用毛巾热敷后涂抹一些炉甘石洗剂。

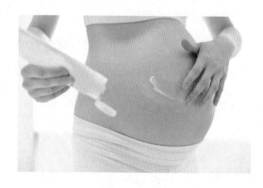

听乐曲《渔舟唱晚》

《渔舟唱晚》取自唐代王勃《滕王阁序》中的名句："渔舟唱晚，响穷彭蠡（lí）之滨；雁阵惊寒，声断衡阳之浦。"古筝曲《渔舟唱晚》描绘了夕阳映照万顷碧波，渔民悠然自得，渔船随波渐远的优美景象。

《渔舟唱晚》乐曲开始，以优美典雅的曲调、舒缓的节奏，描绘出一幅夕阳映万顷碧波的画面。接着，节奏性加强，音乐活泼而富有情趣。当它再次变化反复时，旋律先递升后递降，速度不断加快，表现了心情喜悦的渔民悠悠自得，片片白帆随波逐流，渔舟满载而归的欢乐场面。

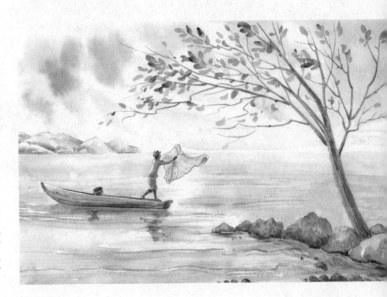

✓ 赏析

古筝发音清脆悦耳，如山泉般流畅，让人身心舒畅，这曲《渔舟唱晚》是经典的古筝独奏曲，充满了诗情画意。

乐曲具有鲜明的中国山水画风格，一曲过后，宛如一张美丽的泼墨山水图从音乐声中绘出，含蓄轻柔的结尾，把人们带到深远的意境中。

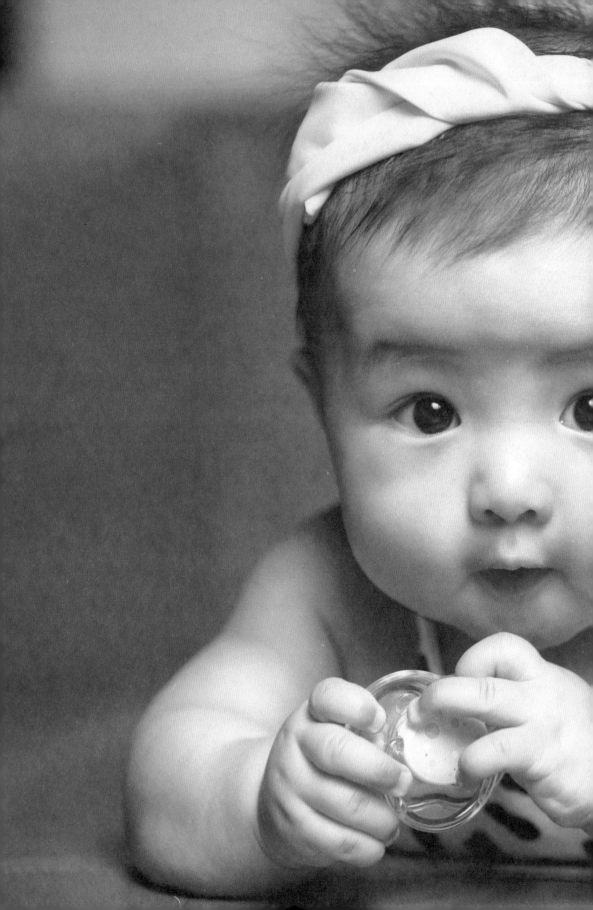

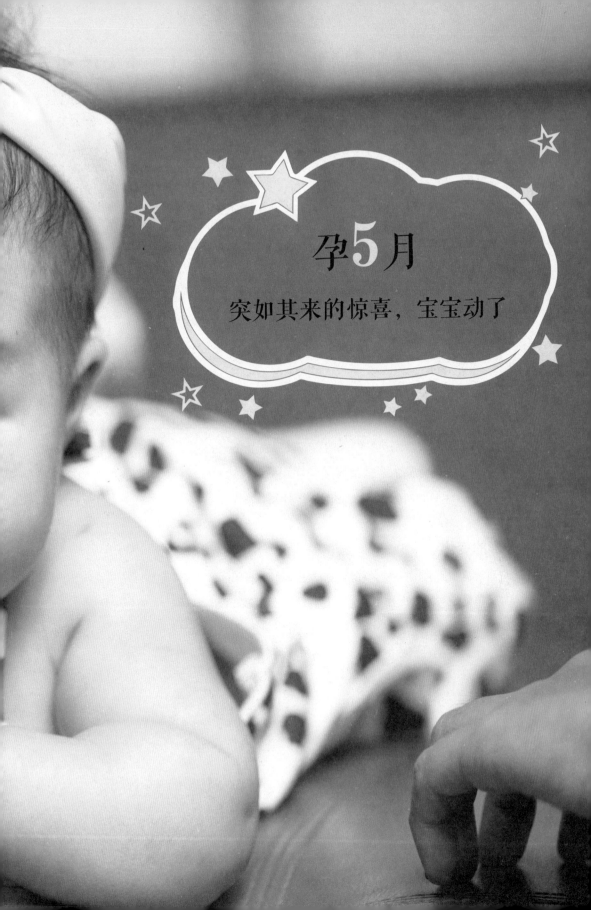

孕5月

突如其来的惊喜，宝宝动了

胎宝宝现在看上去像一个大洋葱

胎宝宝在这周的生长速度有所减慢，身体长度只达到了13厘米，体重为140～170克。不过，接下来3周生长速度会再次加快，重量和身长都将增加2倍以上。

⊘ 身体机能的发育情况

在孕17周的时候，胎宝宝的心脏几乎发育完成了。小心脏的搏动非常有力，频率还是比成人快很多，也比将来出生时快不少，在每分钟130～150次，产检的时候，有了监听胎心音这个项目。不过此时的胎心音必须用胎心仪才能听到，听诊器还做不到。

这时候的胎宝宝，开始具备了听觉功能，逐步能够听到妈妈身体内部比如血流、心跳、肠鸣等声音。这些声音是宝宝对妈妈的最初记忆，在出生后，如果把宝宝放到妈妈的腹部，宝宝听到这些熟悉的声音就会安静下来。

现在胎宝宝的骨骼大多数都还是软骨，不过开始变硬，而且骨骼表面开始覆盖一层卵磷脂，卵磷脂对骨骼有一定的保护作用。

⊘ 外形的变化

一种特殊的脂肪——棕色脂肪在这段时间里开始形成，这种脂肪在成人身体中很少，主要在婴儿时期发挥作用。宝宝出生时，它堆积在颈部、肩胛处，如果外界温度低，其细胞的脂类就会分解、氧化，并散发大量的热能，让刚从温暖的子宫里出来的宝宝，能够适应子宫外相对寒冷的环境。所以，这种脂肪对宝宝来说是很有意义的。

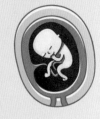

孕中期要预防低血糖

怀孕后，人体的新陈代谢加快，胰岛血流量比没怀孕时增多，故胰岛生理功能非常旺盛，准妈妈血中胰岛素水平偏高，以致血糖容易偏低。

准妈妈要谨防低血糖，低血糖反应一旦出现，发展得非常快，如果不能得到及时的治疗，可导致昏迷、死胎的严重后果。

✓ 低血糖症状

低血糖的症状包括头晕、头痛、心慌、手抖、过度饥饿感、出汗、面色苍白、打冷战、异常烦躁、哭喊、易怒、攻击性强、口唇麻木、针刺感、全身乏力、视物模糊等。如果准妈妈出现了以上2～3种症状，说明可能血糖有些过低了，需要及时补充糖分，任何形式的精制糖如果汁、糖果、口服葡萄糖等都可以。

✓ 低血糖的预防

正常情况下，出现低血糖一般是因为饮食量不足或没有按时进餐、运动量增加而未及时调整饮食，使得能量不能及时供应所引起的，因此平时在身边带些零食，是很有必要的。只要不让自己出现饥饿状态，就不会发生低血糖。适合准妈妈平时带在身边的零食包括：

1包苏打饼干：苏打饼干含丰富的碳水化合物，可以迅速供给能量，是很好的充饥食品，准妈妈感觉饿的时候，吃两块，就可以抵挡一段时间。

2颗糖果：万一发生了低血糖，及时吃两颗糖，症状马上就可以缓解。

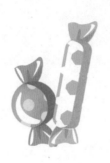
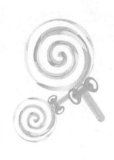

准妈妈胃口不佳怎么办

一般地，过了孕早期准妈妈的胃口会越来越好。然而也有些准妈妈过了孕早期，仍然没胃口，这就会耽误胎宝宝的成长了，因为孕中期是胎宝宝生长发育的关键时期。在这时没胃口，一定要想办法改善了。

⊘ 改善饮食

准妈妈没食欲，很有可能是饮食不合口味。有些准妈妈喜欢味道厚重的食物，但孕后饮食必须清淡，胃口就会不好。既然不能放太多盐、味精烹调，就可以多选一些自身就带香味的食材，比如香菜、韭菜、香椿等，也可以放一些无盐的调味料如新鲜番茄汁、无盐醋渍小黄瓜、柠檬汁、醋、无盐芥末、丁香、肉豆蔻等增加饭菜的香味。另外，也可以把水果入菜，能够大大提高准妈妈的食欲。

另有些准妈妈本身饮食清淡，怀孕后则需要增加鱼、肉的摄入，准妈妈可能也会表现出没有胃口的情况，可以将鱼、肉与蔬菜等清淡食材混合烹调，也可以提高营养摄入的全面性。

总之，只要让色香味都符合准妈妈的口味标准就可以了。

⊘ 促进消化

有些准妈妈胃口不佳，主要是因为消化不良，吃下去的食物不消化，胃里没有空当，自然没胃口再吃东西。所以，胃口不佳的时候，还要改善体质，一方面多运动，增加消耗量，另一方面吃一些有助消化的食物，比如山药、大麦茶、酸奶、橘皮茶等，可以帮助消化，慢慢就能有好胃口了。

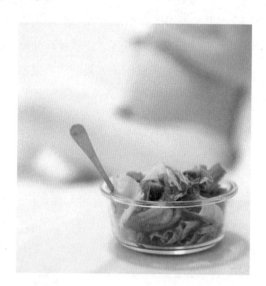

第 117 ～ 118 天

✔ 保健

日常生活中的安全姿势

　　随着准妈妈腹部逐渐增大，身体重心前移，身体各部位的受力方式也发生了变化，坐、立、行等日常生活行为也发生了变化，因此，准妈妈站、立、坐、起床、做家务都要注意正确的姿势，以免受伤。

✔ 站、坐、立的正确姿势

　　站姿：背部挺直，尽量舒展，使腹部的重量集中到大腿、臀部及腹部的肌肉处，并受到这些部位的支撑，可防止背痛，并增强腹部肌肉的力量。

　　坐下：先用手在大腿或扶手上支撑一下，再挺直后背，慢慢地坐在椅子上。如果椅子比较宽大，可以先坐在靠边部位，再慢慢向后移动，直至后背靠到椅背坐稳为止。

　　坐姿：让后背稳稳地靠在椅背上，双腿平放，通过椅背给腰背部的支撑减轻脊柱的压力，髋关节和膝关节应呈一个直角，大腿与地平线平行。如果这样坐觉得不舒服，可以在腰后放一个小靠垫。坐较硬的椅子时，最好加个椅垫。

　　起立：从椅子起来时，先把手扶在大腿上，支持一下自己，然后再挺直腰背，慢慢地站起来。

　　起床：避免猛起身，应该先以轻缓动动，翻一下身，使自己变成侧卧，再用肘部支撑住自己的上半身，然后再用双手支撑着自己坐起来，伸直背部，最后再将脚放到地上，站起身来。

✔ 做家务时的安全姿势

　　准妈妈做简单家务时，也应保持背部挺直。扫地、铺床等可以蹲着做或跪着做的活，尽量蹲着或跪着做。洗衣服、洗菜最好将水盆放在与腰差不多高的凳子或平台上，站着进行。

　　拾取掉在地上的东西时，注意不要压迫到腹部：先弯曲膝盖慢慢蹲下，把东西移到靠近身体的地方，用手捡起来，再挺起膝盖，慢慢地站起来。在捡东西的过程中，准妈妈应尽量保持背部挺直。

　　一些需要弯腰的家务活应尽量少干，缩短弯腰的时间。

和胎宝宝一起认图形

胎宝宝的大脑更加精细，必要的丰富刺激可以促进大脑发育，不妨用自己的言行和想象来教胎宝宝认识一下各种图形，胎宝宝对图形的认识可以强化他的空间感，将来他能更快地适应环境。

✓ 与生活结合

图形学习与数的学习一样，重要的是将学习内容与生活紧密地联系在一起，将图形视觉化后用生活中存在的东西来进行描述是最有效的。

例如学习正方形时，你可以找出身边是正方形的实物来进行讲解，要将这些东西的样子在头脑中成像，传递给胎宝宝。同时，你还可以用手描这个图形的轮廓，这样胎宝宝就能更好地认识正方形了。

✓ 循序渐进

对任何事物的认识都有一个过程，一般学习都是循序渐进的，根据这个规律，在教胎宝宝认识图形时，也可以一步一步来，当然，如果你想让胎宝宝先认识正方体，那也没问题，只要你和胎宝宝能度过愉快的一天，先认识什么后认识什么是没有关系的。

如果按照循序渐进的方法，可以先学正方形、长方形、正三角形、圆形、半圆形、扇形、梯形、菱形等平面图形，然后再认识立方体、长方体、球体等。

✓ 利用好玩具

孩子出生后会用到绘画工具和积木，这些东西是孩子幼儿时期的好伙伴，在胎宝宝时期也能用上，可以提前去买一套，在认识图形时，可以动手将图形、物体画出来，或者结合积木与生活进行联想，比如用积木搭出一个电视机等，更加有乐趣，对认识图形会有帮助，而且宝宝出生后玩时也会有熟悉的感觉。

令人激动的胎动

孕18周的胎宝宝身体长度大约为14厘米，体重约200克，下肢比上肢长，身体的总体比例更加协调，看上去很漂亮。

✓ 身体机能的发育情况

本周胎宝宝大脑的发育仍在飞速进行，小脑两个半球正在形成，两个大脑半球在不断地扩张，扩张得逐渐接近小脑，神经元树突形成。此时的大脑具备了原始的意识。不过因为中脑还没有充分发育，所以大脑还不具备指挥肢体做出动作的能力，现在的动作都是无意识的。

胎宝宝的肺功能在此时也更加完善，开始了正式的呼吸活动，不过跟前兆呼吸时期的锻炼活动一样，进入肺部的是羊水而不是气体。羊水这时候的用处越来越多，吞下去的羊水一部分进入肺部练习呼吸，一部分还会进入泌尿系统形成尿液，一部分进入消化道，形成胎便，等等。所以，羊水不仅仅是保护胎宝宝，还是他练习各项本领的材料。

在18周的时候，如果是女宝宝，阴道、子宫、输卵管等已经各就各位，如果是男孩，他的外生殖器更加清晰。

✓ 能感觉到胎动了

随着身体发育的完善，胎宝宝更爱活动了，胎动逐渐频繁了起来，此时做B超，时机对的话，有可能会看到胎宝宝吮吸、吞咽、踢腿、滚动、伸手、抓脐带等动作。许多准妈妈这周能第一次感觉到胎动，准妈妈不妨记录下这个令人振奋的日子。

此外，胎宝宝的听觉能力越来越好，不但能听到妈妈子宫里的声音，也能清楚地听到准妈妈说话的声音。这时是进行对话胎教的好时机，准妈妈如果经常跟胎宝宝说话，胎宝宝就会对准妈妈的声音逐渐熟悉，这种熟悉在宝宝出生后会有明显的体现。

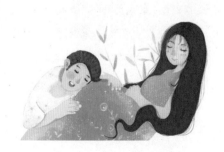

胎动是宝宝安全的指标之一

大部分准妈妈在这周能够频繁感觉到胎动，一般来说，在一天之中，上午8～12点胎动比较均匀，下午2～3点胎动最少，傍晚6点以后开始逐渐增多，到晚上8～11点时最活跃。此外，在准妈妈吃饭后、洗澡时、睡觉前、做胎教时，胎宝宝的动作可能更频繁。

⊘ 了解胎动的规律

胎宝宝在每个不同阶段胎动的多少和方式是不一样的，发现胎动的规律，可以帮助准妈妈判断胎宝宝的在官内的生活情况。

孕16～20周：胎动不明显。此时胎宝宝的运动空间很大，动作也不激烈，准妈妈会觉得胎动像鱼儿在游动或翅膀在挥舞。此时胎动多发生在下腹中央，比较靠近肚脐眼的位置。

孕20～35周：胎动最激烈。胎宝宝各项机能充分发育，处于最活泼的时期，而且因为子官内有足够可供活动的空间，所以胎动也最明显最频繁。准妈妈可以感觉到胎宝宝的翻滚、拳打脚踢等各种大幅度的动作，有时甚至还可以看到肚皮上某个位置突出小手小脚。此时胎动的位置升高，在靠近胃的地方，并向两侧扩大。

孕35周至临近分娩时：胎动有所减弱。这时胎宝宝已经长得很大，几乎撑满了整个子官，所以官内可供活动的空间越来越小，胎宝宝的动作施展不开。而且临近分娩，胎头开始下降，胎宝宝也在为出生储存体力，所以胎动就会减弱一些，也没有以前那么频繁，而且胎动遍布整个腹部，并随胎宝宝的升降而改变。

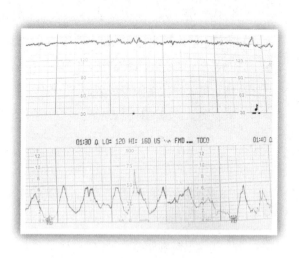

孕期吃水果注意事项

大部分准妈妈在怀孕后，都会阴血偏虚，内热较重。正如中医所说的"产前宜凉，产后宜温"。因此，在孕初期的40～50天里，准妈妈最好不要吃热性的水果。比如像桂圆、荔枝或是热带的进口水果，都是热性的，准妈妈若吃了很容易"火上加火"。

孕早期，不仅热性的水果要少吃，像西瓜、柚子、橙子等寒性水果，准妈妈也要有选择性的吃。西瓜有利尿的作用，有一些准妈妈就经常食用来预防浮肿，却没有想到多吃了也很容易引起腹泻，造成脱水。所以，如果准妈妈本身是热性体质的话，孕早期可以适量吃些西瓜，来生津止渴，特别是夏天，对止吐也有较好的效果。但若有家族性糖尿病史就应禁食了，西瓜的糖量较高，过量食用的话就很容易造成妊娠糖尿病加重。

孕早期准妈妈最好选择多吃一些苹果、桃、杏、菠萝、乌梅等中性水果。

另外，准妈妈吃水果每日最好不超过300克，在两餐之间吃水果最佳，并且尽量选择含糖量低的水果。因为准妈妈孕期大量吃水果容易导致妊娠糖尿病。妊娠期糖尿病是指在怀孕期间发生的糖尿病，即怀孕前血糖正常，多数发生在怀孕后第24～28周。

夏秋季水果充足，加之天气炎热，不少准妈妈用水果替代正餐，是夏秋季高发妊娠期糖尿病的主要原因。

糖尿病不仅影响母体健康，还容易导致胎宝宝天生畸形、胎宝宝巨大、分娩困难等。所以，水果虽然富含维生素，有助于胎宝宝的发育，但是准妈妈也不能过量食用。

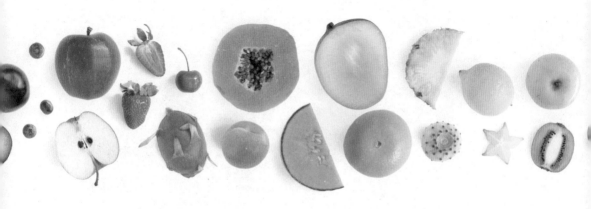

第 **123** 天

✓ 营养

孕期应控制糖分的摄入

不少准妈妈喜欢吃甜食，适量地吃一点甜食对准妈妈和胎宝宝并无影响，但过多地进食甜食却会带来许多危害。

✓ 准妈妈吃过多甜食的危害

1.引起体内血糖浓度增加。甜食中的蔗糖经胃肠道消化分解后，可以引起体内血糖浓度增加。吃甜食越多，血液中葡萄糖浓度就越高。血糖超过正常值时，会促进金黄色葡萄球菌等化脓性细菌的生长繁殖，从而诱发疖疮或痈肿，一旦病菌侵入毛囊底部，又成为菌血症之根源，严重威胁胎宝宝生存的内环境。

2.增大患妊娠糖尿病的风险。吃进去的糖分，主要靠胰腺中胰岛分泌的胰岛素分解，准妈妈在孕期如果吃进去的糖分过多，分泌胰岛素不足以分解糖分的话，多余的糖就会积蓄在体内，久而久之就会患糖尿病。所以说，孕期准妈妈若吃了过多甜食，会增大患妊娠糖尿病的风险。

3.导致准妈妈肥胖和巨大儿。甜食的热量也比较高，过量摄取会造成准妈妈肥胖，还会导致腹中胎宝宝过于肥大。

> 贴心提示
>
> 如果准妈妈血糖比较高，主食，包括米饭、面食等也都要少吃一点，尽量吃营养丰富的蔬菜。

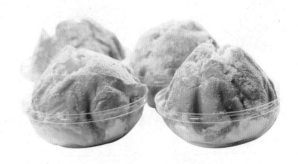

选择舒适安全的鞋子

准妈妈体形越来越笨重，脚部负担也越来越重。这时，一双舒适安全的鞋子对准妈妈来说非常重要。选购鞋子时，需要注意下面这些问题。

✓ 鞋跟适中

众所周知准妈妈不能穿高跟鞋，但很少有人知道，准妈妈也不宜穿平跟鞋。因为随着准妈妈体重的增加及"步能重后移"的影响，穿平底鞋时脚跟先着地，脚尖后着地，不能维持足弓吸收震荡，容易引起肌肉及韧带的疲劳和损伤。

准妈妈选购鞋子要注意鞋跟高度，理想的鞋跟高度为 15 ～ 30 毫米，鞋后跟高度比前掌高大约 3 厘米。

✓ 鞋子要宽松

准妈妈的脚会有不同程度的水肿，所以最好选择圆头的鞋子，鞋子两侧稍留一点空隙，不能过挤，鞋的尺码略比脚长 1 厘米左右，为脚的胀大留出空间。

✓ 选择质地优良的鞋子

准妈妈站立过久或行走较远时，双脚常有不同程度的浮肿，鞋底、鞋帮若太硬，不利于下肢血液循环。春秋季节可以选择布料鞋，因为布料的透气性、吸汗性比较好，也更为、柔软，可弯曲性更高，行走起来比较省力。冬天穿保暖性好的鞋子，皮革鞋为首选，最好选择柔软轻薄的牛皮、羊皮鞋。这些鞋有一定的弹性，可随脚的形状进行变化，穿着舒适，可减轻准妈妈的身体负担。

和胎宝宝玩"踢肚游戏"

"踢肚游戏"是特别适合这个时期胎宝宝的胎教法，通过用手掌轻轻拍击胎宝宝，以诱引他用手推或用脚踢的回击，通过这种游戏达到胎教的目的。

✔ "踢肚游戏"怎么玩

1. 做"踢肚游戏"前，先进行一段时间的抚摸。准妈妈尽量全身放松，可以平躺在床上，在腹部松弛的情况下，用一个手指轻轻按一下胎宝宝后抬起，如果有轻微胎动，则表示胎宝宝立马就有反应，也可能需要坚持一阵子胎宝宝才会建立反应。

2. 当感觉到胎宝宝踢肚子时，轻轻拍打被踢的部位，然后等待第二次踢肚。通常1~2分钟后胎宝宝会再踢，这时候再轻拍几下，接着停下来。

3. 待宝宝再次踢肚的时候，准妈妈可以更换拍打的部位，胎宝宝会向改变的地方去踢，但应注意改变的位置不要离胎宝宝一开始踢的地方太远。

4. 这个游戏可每天进行两次，每次几分钟，最好在每晚临睡前进行，因为这时胎宝宝的活动最多，但需要提醒准妈妈的是，玩这个游戏时间不要太长，以免引起胎宝宝过于兴奋，这样准妈妈会无法安然入睡。

✔ 玩"踢肚游戏"的注意事项

1. 坚持在固定的时间进行，每天2次，养成规律，这样才能让胎宝宝"心领神会"。

2. 室内环境要舒适，空气新鲜，温度适宜。准妈妈应避免情绪不佳，保持稳定、轻松、愉快、平和的心态。

3. 不宜跟胎宝宝玩"踢肚游戏"的情形：临近预产期；有不规则子宫收缩、腹痛、先兆流产或先兆早产现象时；曾有过流产、早产、产前出血等不良产史等。

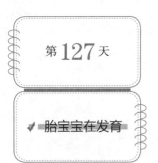

第127天

✔ 胎宝宝在发育

胎脂开始形成

进入孕19周，胎宝宝的身体长度会达到15厘米，体重则可以达到240克左右。

⊘ 身体机能发育情况

胎宝宝的整个消化器官有效运行，消化功能有了更大进步，十二指肠和大肠开始固定，胃逐渐增大了，比一粒米还要大一些。此时胎宝宝仍然在不停吞咽羊水，锻炼消化功能。

在本周，大脑发育的重点发生了转移，神经元增加速度放慢，而神经元上的树突开始快速增加。树突可以将各个神经元连通起来，这样神经元之间的连通就迅速增加。

此外，胎宝宝的大脑出现了一个重要的变化，就是各大感觉器官诸如味觉、嗅觉、触觉、视觉、听觉等等都开始独立、分化出来，都在大脑中占据了专门的区域，开始分区域发展，因而大脑的功能越来越细化，越来越完善。

⊘ 形成胎脂

在羊水里泡的时间长了，现在的胎宝宝又多了一层保护自己的措施——胎脂。胎脂是由皮质和脱落的上皮细胞结合形成的，呈白色，覆盖在胎宝宝的整个身体表面，将胎宝宝的皮肤和羊水进行了有效的隔离，避免被羊水过度浸润，同时也能保护皮肤不发生皲裂、硬化或擦伤等问题，同时还能为胎宝宝提供营养，并在出生时减少与产道的摩擦，起到润滑作用。胎脂的出现还能说明一个问题，就是胎宝宝的皮脂腺已经开始工作，能分泌皮脂了。

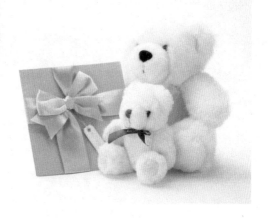

预防妊娠高血压

妊娠高血压是指怀孕时期收缩压（高压）高于 140 毫米汞柱（1 毫米汞柱 =0.133 千帕）或舒张压（低压）高于 90 毫米汞柱，或怀孕后收缩压、舒张压分别比怀孕前升高 30 毫米汞柱和 15 毫米汞柱。

妊娠高血压是准妈妈特有又常见的疾病，多出现在 20 周以后，最主要、最明显的表现是高血压。单纯的血压升高，还不是很严重，但是如果伴有水肿、尿蛋白等，就要警惕了，这可能引发子痫。子痫是严重疾病，一旦发生抽搐、昏迷、心肾功能衰竭，可导致母子死亡。子痫是妊娠高血压继续发展的后果，预防子痫就必须预防妊娠高血压。

有些准妈妈比其他准妈妈更容易患上妊娠高血压，初孕的、年龄小于 20 岁或大于 40 岁，怀有双胞胎或多胞胎的，家族中有高血压的、有血管性疾病、肾病、糖脂代谢异常等疾病的、体重超标或营养不良的准妈妈都要警惕妊娠高血压。

✅ 预防重点

1. 要特别重视产检，每次产检都会量血压，如果有异常可以及时发现，加强监测，能有效预防病情进一步发展。

2. 要多关注自己的身体，每周增重超过 500 克或者出现不易消退的水肿或者水肿超过腰部以上都要及时报告医生，加强管理。

3. 要合理安排饮食，最重要一点是烹调的时候少放盐，每天摄入盐分不要超过 5 克，口味偏重的准妈妈，烹调时可以用混合一些钾盐到钠盐里，这样既能提升菜肴味道，又能控制钠盐摄入，同时还能为准妈妈补充些钾，可谓一举三得。

第130天

✔ 保健

孕期如何保持好心情

现代准妈妈难免要面临工作压力和家庭矛盾的双重影响，而准妈妈的不良情绪会影响到胎宝宝的发育。所以准妈妈要学会巧妙化解压力和矛盾。

◯ 学会排解工作压力

1. 适度放低对自己的要求。有些准妈妈是工作狂，工作努力而要强，不能忍受自己任何的不完美，然而事实上，怀孕后准妈妈的精力和记忆力难免会有所下降，准妈妈要接受这个事实，不要对自己过度苛刻。

2. 将工作内容进行分类，挑选其中比较重要的尽力做好，状态好时抓紧时间多做一些工作，提高工作效率。

3. 和领导、同事建立良好的关系，愉快的办公室氛围也会让准妈妈心情轻松一些，必要时还可以请同事帮忙分担一些工作。

4. 适度活动。不要连续地坐在那里工作，抽空起来走动一下，即使上厕所、喝水也会让准妈妈暂时得到放松。如果可能，吃完午饭后在单位附近散散步、晒晒太阳当然更好。

◯ 正确处理家庭矛盾

夫妻之间的矛盾大都不是原则性的问题，有技巧的吵架会让夫妻双方的情绪得到释放，让对方更加理解自己，而没有技巧的吵架只会加深双方的裂痕。

1. 发生口角时，要就事论事，不要伤及无辜。

2. 夫妻间发生争执往往没有固定的答案，多数是看待事情的角度问题，而不是是非问题，因此吵架只要点到即可，不要过分较真。

3. 不要冷战。吵过之后要及时沟通，通过理智的方法解决矛盾，否则会使问题就此"结冰"，要想再打破坚冰，则不是一件容易的事。

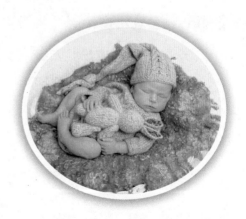

做唐氏综合征筛查

由于每个怀孕的准妈妈都有可能孕育先天愚儿，所以每个怀孕的准妈妈都应该通过做检查来提早确定胎宝宝存在染色体方面的异常，如有异常，可提早结束妊娠。

✅ 什么是唐氏综合征筛查

唐氏综合征筛查是通过检测察看胎宝宝是否存在染色体方面的异常，如果存在染色体方面的异常，新生儿就是唐氏综合征患儿（畸形儿）。

✅ 患儿特点

患有唐氏综合征的新生儿多为小于胎龄儿或早产儿，表现为肌张力低下、韧带松弛，随着发育表现为智力严重低下，智商 20 ~ 25，同时还可能伴有先天性心脏病、消化道畸形，成年后可能伴有白内障、精神异常。

✅ 筛查如何做

做唐氏筛查时不需要空腹，抽取准妈妈外周血就可以了，但唐氏筛查与月经周期、体重、身高、准确孕周、胎龄大小都有关，所以唐氏综合征检查时间控制非常严格，一般是在孕期的 16 ~ 18 周，无论是提前或是推后，都会影响检查结果的准确性。如果错过了时间段，无法再补检，只能进行羊膜穿刺检查。

✅ 筛查结果多少算正常

各个医院的计算方法不完全一样，有的医院正常值标准是"小于 1/270"，有的则是"小于 1/380"，就表示危险性比较低，胎宝宝出现唐氏综合征的机会不到 1%。但如果危险性"高于 1/270 或 1/380"，就表示胎宝宝患病的危险性较高。

重拾儿时玩具

就像没有一个女人不爱美丽，同样地，也没有一个宝宝不爱玩具的。孩子天生对什么都很好奇，想要探索未知的事情，玩具是孩子的学习方式，他们通过玩具探索世界。

⊘ "代替"胎宝宝来玩玩具

胎宝宝还没有出生，无法亲自玩自己喜欢的玩具，这时候，准妈妈可以"代替"宝宝来玩，准妈妈玩一些益智玩具就可以使胎宝宝不断接受刺激，有利于胎宝宝大脑神经和细胞的发育。

挑选些自己感兴趣的玩具——魔方、拼图、拼板、九连环、积木、跳棋……只要是安全、不太刺激的玩具，准妈妈都可以玩一玩。

准妈妈一定能够发现，玩具不只是孩子们的专利，也能给自己带来快乐或减减压，甚至能让自己找回一些童真。这样的胎教不再是一种负担，而是一种精神放松，一种享受。

⊘ 儿时好玩具——东南西北

准备一张正方形的纸。

对角折好，压痕。

打开后，另外一边也同样对折，压痕。

把四个角分别对准中心折好。

折好后的样子。

把折好的正方形翻过来。

重复上一步的做法，再把各角向中心折好。

把东南西北对折，打开上面的小正方形。

全部打开后，就可以字写在上面和里面开始玩游戏了。

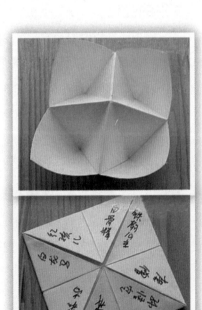

像鱼一样慢慢游动

孕19周的胎宝宝身长为16～25厘米，体重250～300克。胎宝宝现在建立起了作息规律，时睡时醒，醒着的时候，可以在子宫里像鱼一样慢慢游动，或者做一些大幅度的动作，有时运动得太剧烈，还会让准妈妈晚上睡不好觉。

✔ 身体机能的发育情况

消化道仍然在不断完善，胃内出现制造黏液的细胞，这些细胞在将来消化食物时都是必不可少的。消化道功能的锻炼也在继续，吞咽下的羊水经过消化后，聚集在肠道内，形成胎便，越聚越多。但此时，胎宝宝绝不会将胎便排出去，一直要等到出生后才排出，这样可避免胎便污染羊水。

这时，骨骼发育加快了，四肢、脊柱进入了骨化阶段。骨骼骨化对钙的需求非常大，准妈妈在此时一定要注意补钙，如果饮食中的钙不足，还要通过钙制品补充。

✔ 外形的变化

孕20周的胎宝宝更加好看了，嘴变小了，两眼更靠拢了些，眼距不再那么大了。不过胎宝宝的鼻子还不太好看，鼻孔偏大，而且是朝天鼻。在此后的一段时间内，鼻尖仍在发育，以便让鼻孔朝下，改变朝天鼻的状况，不过这需要很长的时间，在宝宝出生后，他的鼻子也还有朝天鼻的味道，需要1～2年的继续发育才能完全改观。

✔ 胎宝宝具备的能力

胎宝宝现在特别喜欢中低频声音，准爸爸的声音正好具备这个特点，要多和胎宝宝说话，而且胎宝宝的大脑在这个阶段有了记忆功能，多和胎宝宝说话，可以让他记住自己的声音。这样在他出生后，爸爸的声音也能对他起到安慰作用。

哪些中药准妈妈不宜使用

虽然中药是公认的副作用小，比较安全，但对于准妈妈来说，生病看医生是首选，擅自用药哪怕是中药也是大忌，许多中草药是不适宜准妈妈食用的。

⊘ 准妈妈忌用的中药

开窍类中药：冠心苏合丸、苏冰滴丸、安宫牛黄丸等，内含麝香，易致流产，孕妇忌用。

驱虫类中药：囊虫丸、驱虫片、化虫丸等有毒性，易致流产、畸形，孕妇忌用。

祛湿类中药：利胆排石片、胆石通、结石通等，易致流产，孕妇不宜服用。

疮疡剂中药：祛腐生肌散、疮疡膏、败毒膏等，含有活血物和有毒物，易致流产或畸形，孕妇忌用。

祛风湿痹症类中药：虎骨木瓜丸、天麻丸、华佗再造丸、风湿止痛膏、抗栓再造丸等，孕妇禁用。虎骨木瓜丸中的牛膝会损害胎宝宝，抗栓再造丸有攻下、破血之功，易致流产。

消导类中药：槟榔四消丸、清胃中和丸、九制大黄丸、香砂养胃丸、大山楂丸等易致流产，孕妇慎用。

泻下类中药：十枣丸、舟车丸、麻仁丸、润肠丸等，易致流产，孕妇不宜服用。

理气类中药：木香顺气丸、十香止痛丸、气滞胃痛冲剂等，易致流产，孕妇禁用。

理学类中草药：七厘散、小金丹、虎杖片、脑血栓片、云南白药、三七片等，易致流产，孕妇忌用。

所以，中药也不是随便可以用的，用之前还是要请教医生。

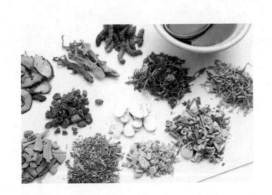

贴心提示

有些中草药，其中所含成分并不都清楚，也缺乏临床实验，不能证明对胎宝宝就是安全的，而药店自行煎煮的汤药，可能还有一些污染物，也会引起安全问题。

怎样做到既补充营养又不发胖

准妈妈在孕中期，体重的控制很重要，准妈妈每周体重增加不超过 500 克才合理。如果体重增长速度超出了这个范围，就属于超重，需要及时加以控制。

✓ 用蔬菜代替高糖水果

水果含有大量糖分，吃太多容易发胖，并可能引发妊娠糖尿病。所以，准妈妈不妨用一些口感较好的蔬菜来代替高糖水果，或者与水果混合在一起食用。比如把番茄、黄瓜当作水果吃，或者用黄瓜汁兑水果汁饮用，还可将橙子与黄瓜拌成香橙黄瓜沙拉；或者，将胡萝卜与苹果混合打成果汁等。

✓ 尽量采用清炖的方法来烹饪肉类

烹饪肉类时，如果采用红烧的办法就很容易摄取过多热量，因为"红烧"时会加入大量的料酒、糖、酱油，这些调料也具有很高的热量。所以，怀孕期间可以多用清炖的方法来烹饪肉类。如果想吃烤的也可以，但是注意不要用明火烤肉，而使用烤箱。

✓ 多用豆类、玉米、甘薯等充当主食

调整主食的结构，适当在主食中增加豆类和杂粮，比如蒸一碗杂粮饭。或者，用红薯、玉米、芋头当作主食，这样可以多吸收一些膳食纤维，有利肠蠕动，缓解孕期经常发生的便秘现象，也是保持体重缓慢增加的好办法。

✓ 将晚餐时间提前，并坚持饭后散步

准妈妈可以把吃晚餐的时间提前一个小时，吃过晚餐后稍微休息下即可以外出散步 30 ~ 45 分钟，既可以消耗一定热量，适量运动还可以帮助自然分娩。

职场准妈妈必备的舒适小道具

怀孕后还坚持上班会感觉到比较辛苦，不能像在家里那么舒服自在。可是只要花心思添置点小道具，准妈妈也能制造出一个舒服的工作环境，让职场生活轻松一些。以下是一些简单易行的方法：

✅ 一把舒服的椅子

长时间保持着坐姿会使准妈妈的背部感到疼痛，而一把舒服的椅子则可以使准妈妈避免这个问题。如果可能的话，最好是一把可以调节高度的椅子。把它设定好，最好是可以使膝盖弯曲呈90度。

✅ 小凳子

在办公桌前放一个小凳子或小木箱，坐下来工作时就把双脚搁在上面，可以有效缓解小腿浮肿。凳子的高度可以自己选择，以感觉舒适为宜，如果高度不够，也可以在上面垫几本书。

✅ 靠垫、小木槌

将一个柔软的靠垫放在椅背上，这样靠在上面工作就舒服多了。久坐或久站容易腰酸背痛，用小木槌敲敲打打有助于减轻肌肉疲劳。

✅ 小风扇

夏天，准妈妈可以买个小风扇摆在办公桌上，就可以安然度过整个夏天了。不但实用，而且还能将办公桌装点得活泼可爱，一举两得。

✅ 暖手鼠标垫

在寒冷的冬天操作鼠标和键盘，经常会感觉手部冰凉，准妈妈可以为自己备一款暖手鼠标垫。只要将上面的USB接口插在电脑主机上，一会儿就变得暖烘烘，手放在里面一点都不会凉了。

✅ 小毯子

夏天如果办公室的空调温度太低，将小毯子盖在身上可以避免受凉；到了冬天，将它盖在腿上或披在身上，就可以防寒保暖了。

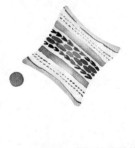

孕期头痛怎么办

孕初期头痛多数是激素影响了准妈妈大脑的血液回流造成的，这种头痛会随着孕初期的结束而结束，但也有些准妈妈却会在孕中期头痛，这就需要寻找原因了。

⊘ 排除疾病因素

孕期头痛，应警惕妊娠高血压疾病，要注意监测血压有无升高，检查尿常规有无蛋白尿或水肿等症状。

如果在孕晚期突然出现血压增高、头痛和头痛加重现象，还伴有耳鸣、心悸、呕吐、胸闷症状，以及视觉改变、上腹部和肋下痛、突然的体重增加或手部、脸部肿胀等，可能是先兆子痫，要尽快看医生。

⊘ 如何缓解非疾病引起的头痛

激素变化引起的头痛只是一种普通的怀孕反应，无须药物治疗，只要注意调理，就会慢慢缓解。

首先，保证营养，让大脑能获得足够的能量供应；经常做头部体操，避免长期坐在电脑前或伏案工作，防止大脑缺氧。

其次，讲究饮食均衡搭配，含优质蛋白质的食物、新鲜蔬菜、水果等都要适当食用，不要太偏食。

再次，要注意休息，疲劳是诱发准妈妈头痛的导火线，包括眼疲劳也会导致头痛，因此准妈妈应尽量减少工作时间，不要过度用眼，并保证充足的睡眠。

此外，不良姿势也会引起头痛。准妈妈不妨检查下工作用的椅子、电脑屏幕和鼠标垫，以及汽车后视镜的位置。在家里，如果床上的枕头过高，可能会导致脖子"落枕"，并引起疼痛。

还有，压力大、心情抑郁也会导致头痛，准妈妈要学会自我放松，多到户外走走，呼吸新鲜空气。

如果头痛严重，无法缓解，可以请医生开药。

诵读《岳阳楼记》

《岳阳楼记》是一篇为重修岳阳楼写的记。由北宋文学家范仲淹应好友巴陵郡守滕子京之请，于北宋庆历六年（1046年）所作。其中先忧后乐、忧国忧民的情怀定能让你和胎宝宝心之所动。

岳阳楼记

庆历四年春，滕子京谪守巴陵郡。越明年，政通人和，百废具兴，乃重修岳阳楼，增其旧制，刻唐贤今人诗赋于其上，属予作文以记之。

予观夫巴陵胜状，在洞庭一湖。衔远山，吞长江，浩浩汤汤（音：商），横无际涯，朝晖夕阴，气象万千。此则岳阳楼之大观也，前人之述备矣。然则北通巫峡，南极潇湘；迁客骚人，多会于此。览物之情，得无异乎？

若夫淫雨霏霏，连月不开；阴风怒号，浊浪排空；日星隐曜，山岳潜形；商旅不行，樯倾楫摧；薄暮冥冥，虎啸猿啼；登斯楼也，则有去国怀乡，忧谗畏讥，满目萧然，感极而悲者矣！

至若春和景明，波澜不惊；上下天光，一碧万顷；沙鸥翔集，锦鳞游泳；岸芷汀兰，郁郁青青；而或长烟一空，皓月千里；浮光跃金，静影沉璧；渔歌互答，此乐何极！登斯楼也，则有心旷神怡，宠辱皆忘，把酒临风，其喜洋洋者矣！

嗟夫！予尝求古仁人之心，或异二者之为，何哉？不以物喜，不以己悲；居庙堂之高，则忧其民；处江湖之远，则忧其君；是进亦忧，退亦忧，然则何时而乐耶？其必曰："先天下之忧而忧，后天下之乐而乐"欤！噫！微斯人，吾谁与归。

时六年九月十五日。

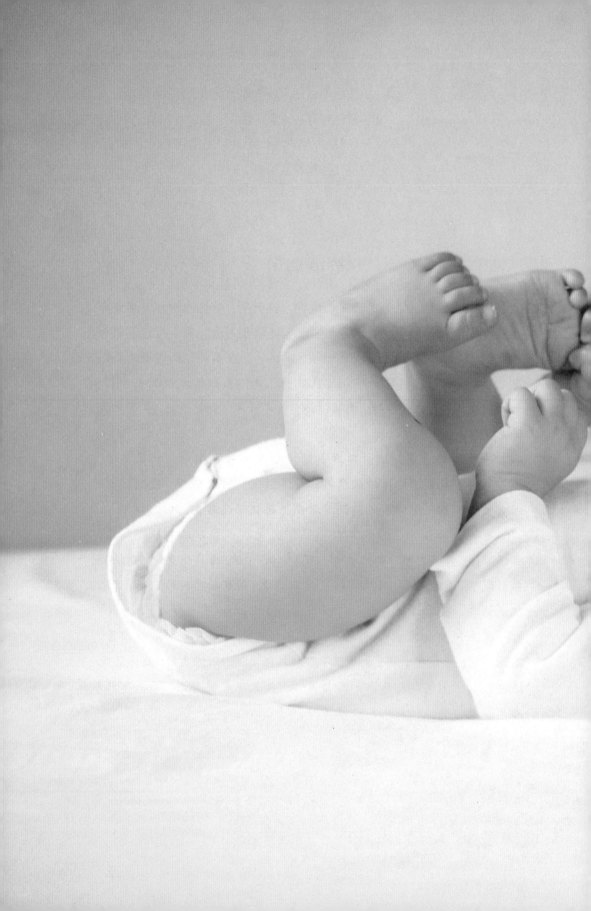

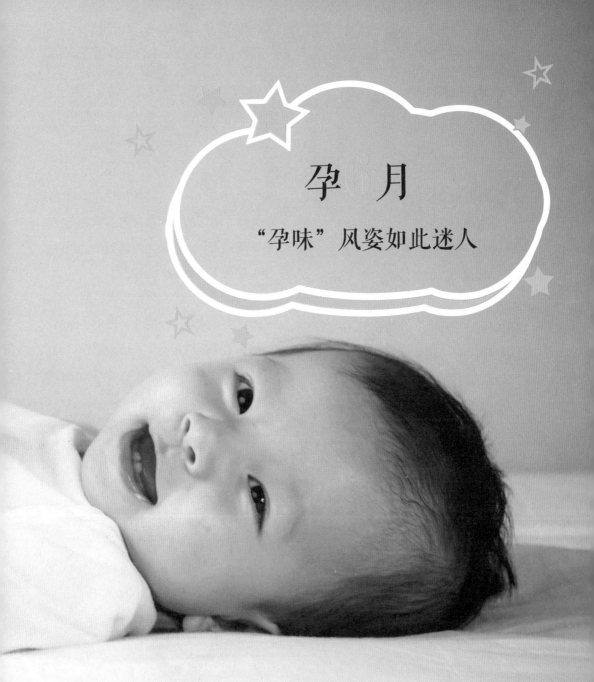

孕 月

"孕味"风姿如此迷人

外形已经像一个新生儿了

孕21周的胎宝宝身体长度大约18厘米，体重在300～350克，从这个时候开始胎宝宝的体重还会大幅度地增加。

✅ 身体机能的发育情况

胎宝宝身体的基本构造进入了最后完成阶段，心跳声规律有力，只要方法正确，用听诊器就可以清楚地听到胎宝宝的心跳声了。胎宝宝的大脑发育仍在继续，大脑褶皱出现，小脑后页开始发育，并且出现了海马沟。

✅ 外形的变化

从外形上看，现在的胎宝宝已经像一个新生儿了，头部已经接近完美，鼻子、眼睛、眉毛、嘴巴、耳朵都已经各就各位，每一个部分都位置正确、形状完整、清晰可见，身体比例也更加和谐，头部只占到整个身体的1/4，比起前段时间头部占到整个身体的2/3进步非常大。

✅ 胎宝宝的能力

胎宝宝的听觉能力也在不断提高，能够听到准爸爸和准妈妈的声音了，不妨多跟胎宝宝聊聊天，讲讲故事。此外，外界比较大的、突然的声音可惊扰到他，用力

关门的巨响、瓷碗打碎的声音、夫妻之间的争吵、电话的铃声都有可能惊醒正在睡觉的胎宝宝，出现最猛烈的胎动，所以，要尽量避免出现这样的情形。

此时子宫内的空间比较大，所以胎宝宝的活动幅度较大，踢腿、屈体、伸腰、滚动等动作都做得不错，还会把手举起来放到嘴里吮吸。活动频率也较高，这种运动幅度和频率会一直持续，直到孕后期胎宝宝长得充满子宫后，运动才会减少。

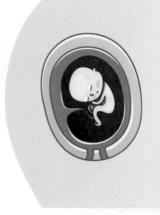

孕期应坚持睡午觉

为了给胎宝宝创造一个良好的环境，一定要保证充足的睡眠时间。准妈妈的睡眠时间应比正常人多一些，每晚最少8小时，每日午间最少也能保证1小时的睡眠时间。

✓ 职场准妈妈要创造条件午睡

在职场的准妈妈，要设法找个可以睡午觉的地方，公司里有休息室再好不过，自己备一张折叠床、一条毛巾被、一个抱枕，吃完饭就可以到休息室睡个午觉了。

如果没有休息室，就要看看会议室、会客室等是否能利用一下，比如将会议室的长椅拼接起来当床，会客室的长沙发也很不错，跟负责这些地方的同事打个招呼，就可以在这里午睡了。如果实在没有这样的地方可以利用也要睡午觉，用闲置的椅子或凳子将脚垫高，上身靠着椅背眯一会就可以了。

如果公司实在没有地方可供午睡，准妈妈可以考虑在离公司最近的地方租一间房子，供中午休息之用。

要提醒准妈妈的是，午睡不能趴在桌子上，一方面会压迫到腹部，另一方面眼睛受压过大，而且趴桌子睡觉会使脑部供血不良。

✓ 闲居准妈妈要保持规律作息习惯

闲居在家的准妈妈睡午觉的条件就好多了，随时都可以睡，但也容易发生问题，要么因为准妈妈没有上班的压力，早上能够多睡一会，到了中午没有睡意，不睡了，要么就是睡午觉睡得太多，一睡三四个小时，这都不太好。

人每天的正常睡眠时间是8小时，准妈妈应该保证晚上睡9小时，中午睡1小时左右，养成习惯后，就不要随便改变。所以，建议准妈妈无论早上还是午睡都不要赖床，坚持有规律的作息，睡醒了就起来。

好的睡眠能够让准妈妈恢复精力、平复心情，所以准妈妈在孕期要尽量保证睡上一会午觉。

几道缓解水肿的菜谱

妊娠水肿属于正常反应，通过饮食上的适当调节，可以起到很好的缓解作用。

✓ 红豆鲫鱼汤

功效：温补脾胃、祛湿利尿。

材料：鲫鱼1条，红豆100克，银耳2朵，姜片4片，盐适量。

做法：

第一步，红豆洗净后浸泡5个小时；银耳用水浸20分钟，洗净后剪碎；鲫鱼去鳞、内脏、洗净，用油把鲫鱼略煎，盛起。

第二步，砂锅煲置火上，烧滚适量水，下红豆、银耳、鲫鱼和姜片，水滚后改文火煲约90分钟，下少许盐调味即成。

✓ 海带排骨汤

功效：降低血压、有助于维护肾功能。

材料：排骨300克，干海带30克，栗子仁8颗，葱、姜片、料酒、盐适量。

做法：

第一步，排骨剁块洗净，放入开水中去除血泡后捞出；干海带浸泡开后洗净泥沙，切成1厘米宽的长条备用；栗子仁洗净。

第二步，在锅内放大半锅水，水烧开后加入排骨、少许葱、姜片、料酒用中火煮20分钟；把海带、栗子仁加入排骨汤中，改用小火煲1小时后，加入适量盐即可。

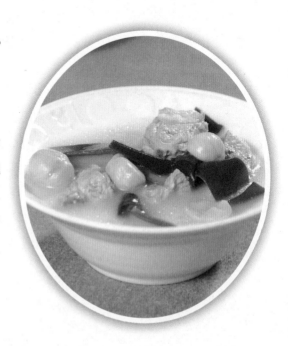

孕期洗澡安全须知

由于机体内分泌的改变，新陈代谢逐步增强，汗腺及皮脂腺分泌也随之旺盛，准妈妈必须经常保持沐浴的习惯，但准妈妈的肚子越来越大，行动也越来越不方便，洗澡成了一件大工程。因此，在洗澡时，准妈妈一定要增强安全意识。

✓ 做好防滑措施

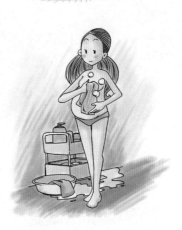

洗澡最容易发生的危险是滑倒，因此准妈妈要做好防滑措施。

1. 在卫生间里铺设防滑垫，尤其是在会淋水的地方铺好，在卫生间装好手柄，洗澡和进出卫生间的时候尽量扶着走。

2. 不要穿容易滑倒的鞋，购买防滑底的拖鞋穿着，洗澡时注意避免香皂水或沐浴露等滴落在地上。

3. 洗澡的时候，可以带一张凳子进洗澡间，上面铺上干净的毛巾，坐在上面洗就会轻松很多。不过要提醒，凳子用完了一定要拿出外面来晾干，避免滋生细菌。

4. 洗澡的时候，要告知家里人自己在洗澡，同时不要锁门，万一发生意外，家人可以及时进入救助。

✓ 其他注意事项

1. 洗澡水的温度不能太高，不要超过38℃，高温会影响胎宝宝的稳定，另外高温容易让准妈妈发生晕厥。

2. 不能空腹洗澡，容易出现低血糖；也不能饱腹洗澡，由于饱腹时消化道血流量较少，会妨碍食物的消化和吸收，引起肠胃道疾病。另外，心脏等部位供血不足，也容易诱发心脑血管意外。

3. 孕期要使用淋浴，不要泡澡，以免脏水倒灌，引起阴道炎。

4. 洗澡的时间不能太长，浴室空气流通不畅，时间太长会导致缺氧，影响准妈妈和胎宝宝的健康。

失眠烦心的调理方法

怀孕后雌激素和孕激素的水平都会大大上升，这就会导致内分泌发生紊乱，引起失眠、心烦、头痛等问题。如果准妈妈恰好是思虑太多的性格，则更会导致睡眠质量差。所以，准妈妈要调整好自己的心态，并借助一些小技巧，来提高睡眠质量。

⊘ 睡前不要吃太饱

睡前2小时内不要再吃一些难以消化的食物，否则肠胃消化食物产生的气体会滞留在体内，影响睡眠，而且睡前饱食容易使脂肪囤积，造成肥胖。晚饭最好安排在睡前4个小时左右，不要吃得太饱。

⊘ 温牛奶可助睡眠

睡前半小时喝一杯温牛奶。牛奶具有很好的安眠作用，它含有色氨酸和肽类两种催眠物质，能够促进大脑细胞分泌出使人昏昏欲睡的神经递质——5-羟色胺，并能调节人体生理功能，使人感到全身舒适，而且还能解除疲劳。

⊘ 创造良好的睡眠氛围

选择家里比较安静的房间作为卧室，并将卧室布置得温馨舒适，创造良好的睡眠氛围。如果卧室的灯光太亮，就可以适当地调暗一些；如果噪声太大，则可以挂上厚厚的窗帘或贴上隔音壁纸来隔绝噪声。

⊘ 睡前让大脑放松

睡前精神要平稳、镇静，可以适当听听音乐、散散步，但不要做剧烈运动，也不要看惊悚、悲伤或搞笑类的影视剧或图书，这会刺激脑细胞，使准妈妈变得兴奋，不易入睡。缩短每晚看电视的时间，并定时上床睡觉。在睡觉前，准妈妈要强迫自己不要去想任何事情，让大脑保持放空状态。

⊘ 放松身体

每天晚上洗个温水澡或用热水泡泡脚，还可以让准爸帮忙按摩，准妈妈的身体得到放松，自然就能轻松入眠。另外，睡觉时要注意调整睡姿，养成侧卧的习惯，以促进血液回流，减轻心脏负担，从而提高睡眠质量。

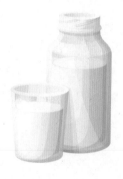

重温梦想与爱情：《飞屋环游记》

小男孩卡尔与假小子艾丽是相伴一生的爱侣，他们有一个梦想，就是有朝一日要去南美洲的"仙境瀑布"探险，但直到艾丽去世，这个梦想也未能实现。终于有一天，老人卡尔居然用五颜六色的气球拽着他的房子飞上了天空，他决定要去实现他们未曾实现的梦想。

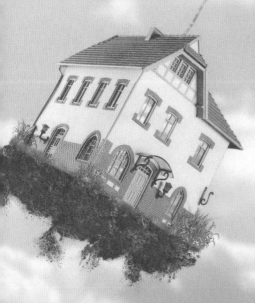

当老卡尔固守着回忆，年轻时的遗憾就变成了执念。他固执地认为，带上房子飞往仙境瀑布就是对爱人的弥补，弥补两人共同的遗憾，把这一份感情修饰得更加完美、没有错处。然而对于艾丽来说，陪在爱人身边同他相守一生，就是一场最为华丽的冒险。仙境瀑布不在别处，而只在爱人身边。

电影中冒失且聒噪的罗素也许是两人的孙子，也许是爱幻想爱冒险的幼年卡尔和艾丽的化身。当梦想永远都只能成为遗憾时，是封闭内心，不愿再关注其他的人、事、物，还是带着两人的热爱一起生活，把爱延续和扩散下去？也许片尾的老卡尔能给你答案。

皱巴巴的小老头

第22周的胎儿现在身长为19～22厘米，体重350～400克，在这个时候的胎宝宝体重开始大幅度的增加，身体比例也比较协调，看上去已经很像小宝宝的样子了。

◯ 身体机能的发育情况

宝宝身体内部的发育仍然在悄悄进行，此时，恒牙牙胚在慢慢发育，牙尖出现在了牙龈内，长恒牙的准备已经做好。恒压牙胚发育的同时，乳牙也在发育，乳牙的牙尖也已经出现了。恒牙和乳牙的发育需要钙质，所以准妈妈不要中断补钙。

本周，胎宝宝的生殖系统有了新的发展，如果是个男宝宝，他的精巢已经形成，如果是女宝宝，她的阴道中间会形成中空，从形态上更接近成人。

胰腺现在处于稳步的发展当中，这个腺体对人体来说有着重要的作用，它担任着内分泌和外分泌的双重责任。

胎宝宝的肺里面，"呼吸树"的"分枝"和负责分泌表面活性剂（一种有助于肺部肺泡更易膨胀的物质）的肺部细胞正在发育。有意思的是，现在的胎宝宝还会咳嗽或打呃呢。当他（她）咳嗽时，准妈妈会感觉到腹中有什么东西在敲打。

◯ 胎宝宝的外形特征

此时的胎宝宝皮肤红而多皱，看上去就像一个小老头，整个身体都皱皱巴巴的，因为他的皮下脂肪还没有充分发育起来，非常薄，只占到全身重量的1%，皮肤撑不起来，就显得多皱。皮下脂肪会不断蓄积，不过还需要较长的一段时间，才能将皮肤绷紧。到时胎宝宝就会呈现出光滑、圆润的可爱模样了。皮下脂肪的蓄积不但使胎宝宝圆润，还会让体重迅速增加。

胎脂仍然覆盖在皮肤表面，使宝宝看上去滑滑的，这层胎脂要在出生后几天内才会消失，有一部分被宝宝自身吸收，还有一部分被衣服摩擦脱落，当然，太厚的地方比如腋下的胎脂还需要爸爸妈妈帮他擦掉。

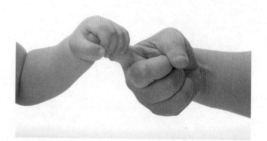

生活中常见的铅污染

研究发现，铅对怀孕的威胁非常大，血铅水平越高，不仅流产风险越大，而且会使血压升高，降低铁的吸率，此外，铅可以毫无障碍地进入胎盘，蓄积在胎宝宝的肝脏中，影响其生长发育、神经发育等，所以准妈妈一定要远离铅污染。

⊘ 日常生活中的铅污染

1.汽车尾气中含有大量铅，准妈妈要少在公路旁逗留，自己也不要过多开车，如果家中有以开车为职业或者长时间与汽车接触的人，每天要清洗或更换工作服。

2.不使用含铅超标的化妆品。

3.在室内，要采取有效净化空气的措施，选用效果上佳的空气净化器或种植植物调节湿度，可降低悬浮颗粒物，进而减少铅尘。此外，准妈妈要远离吸烟人群。

⊘ 警惕饮食中的铅污染

1. 餐具：带漆的筷子和内壁色彩鲜艳的餐具都含有一定量的铅，最好用天然竹筷子和没有装饰的餐具，所有餐具都尽量少在高温情况下使用，以免有害物质释出。

2. 罐装食品如各种罐头、听装饮料，方便食品如方便面、薯片、牛肉干等，近海海产品如各种贝类、鱼类产品以及爆米花、皮蛋等都含有一定量的铅。

3. 长时间不流动的自来水也容易被铅污染，再次打开后比如早上打开水龙头，最好待水放出一些后再用，如果有条件可以在管道上安装除铅过滤器。

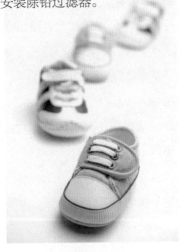

准妈妈吃加餐需要注意什么

进入孕中期之后，准妈妈的食欲会大增。很多准妈妈在正餐的时候吃的不多，剩下的一部分量就只能放在加餐的时候吃。

✓ 怎样吃加餐

准妈妈在加餐的时候，一定要要注意安排好加餐时间、摄入量及食物的选择。

一般准妈妈两个半小时到三个小时就可以加餐了，加餐的食物可以稍微丰富一点，加餐的食物一定要营养且健康。

✓ 推荐加餐食物

建议准妈妈加餐主要以以下食物为主：

谷类食物：如全麦面包或者燕麦片等，这是加餐的基础。

牛奶或酸奶：准妈妈每天可以饮用 500 毫升牛奶，建议分两次喝完。早上喝一杯，临睡之前喝一杯。

新鲜水果：准妈妈每天可食用的水果量以不超过 500 克为宜，并且应尽量少吃含糖量丰富的水果，以免导致肥胖。

坚果：坚果是准妈妈补充微量元素的良好食物。但不论哪种坚果，每天的进食量也不易过多，建议一天吃上 3 次，每次一小把即可。

高龄准妈妈在体质上，略逊于年轻准妈妈，因此，孕期不可掉以轻心，要注意补充高蛋白、低脂肪的食物，避免食用高糖食物，还要注意补钙、补叶酸等。

建议准妈妈不要选择市售含添加剂的饮料、膨化食品、腌制食品作为加餐食物（如薯片、豌豆脆、腌制的火腿香肠等），这些食物中含有对胎宝宝不利的有害成分。

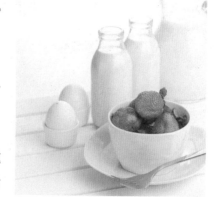

如何预防静脉曲张

怀孕期间，很多准妈妈会发现腿上出现了紫色的斑块或者沿静脉走向的隆起链，这就是静脉曲张。静脉曲张不会引起长期的循环障碍或凝血，但是影响美观，成为准妈妈的烦恼。

☑ 静脉曲张的预防

1. 适度控制体重。如果超重，会增加身体的负担，使静脉曲张更加严重。

2. 坚持适度温和的运动。适度的活动有助于促进准妈妈的血液循环，但要注意避免过度的有氧运动，比如慢跑等，过度运动会增强腿部静脉的压力，使问题加重。

3. 尽量避免长期坐姿、站姿或双腿交叉压迫，每隔一段时间要活动活动。随时垫高脚部。坐着的时候，用一个凳子或盒子垫起双腿；躺着的时候，则用一个枕头垫高双脚，帮助血液回流至心脏。

4. 不要穿紧身的衣服。腰带、鞋子都不可过紧，短袜不能紧箍，而且最好穿低跟鞋，不要穿太紧或鞋跟太高的鞋子，以免过度拉伸小腿肌肉。

5. 睡觉时采取左侧卧位。向左躺着，可以减轻子宫对静脉的压迫，从而降低对腿及脚部的静脉压力。准妈妈还可以在背后塞上个枕头，使自己向左侧倾斜。

6. 避免高温。高温易使血管扩张，加重静脉曲张现象。

☑ 腿部放松运动

以下腿部放松运动可以放松腿部肌肉，防治静脉曲张。

第一步，双腿前后张开，前腿弯曲，后腿伸直，后腿脚跟着地，后腿脚尖往前，身体不要弯曲，臀部不要翘起，练习时注意保持平衡；如此反复数次后；再弯曲膝盖，慢慢将腿放回成原来姿势，然后换另一条腿，反复练习。

第二步，仰卧在床上，收起双膝，一条腿伸直并向上高举，保持此姿势，脚尖绷紧后放松，再绷紧，再放松，如此反复数次后。再弯曲膝盖，慢慢将腿放回成原来姿势。然后换另一条腿，练习5次，适合在孕中期锻炼。

第三步，膝盖并拢，左右翻倒。两腿轮换，曲腿、向外翻倒。早、晚各做5 ~ 10次。可加强骨盆关节和腰部。

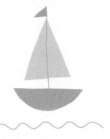

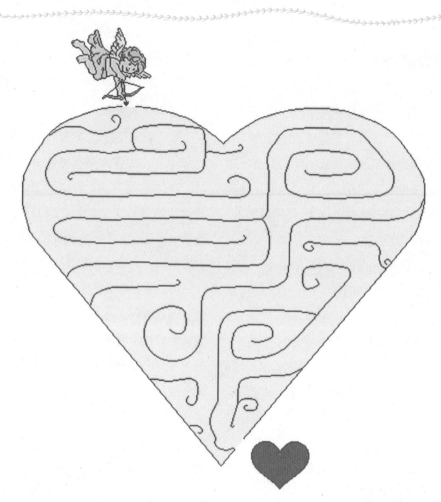

第154天

✔ 胎教

迷宫游戏

迷宫是一个很古老的游戏，最早来源于实际需要，为了防止珠宝被盗，人们将藏珠宝的地方建成迷宫的结构，后来人们将它移植到纸上，成为一种纸上游戏。

爱神丘比特射出了一支箭，它要穿过迷宫，最终射向那颗爱心哦，请你和胎宝宝帮它找出一条畅通的路，让爱之箭顺利射中爱心。

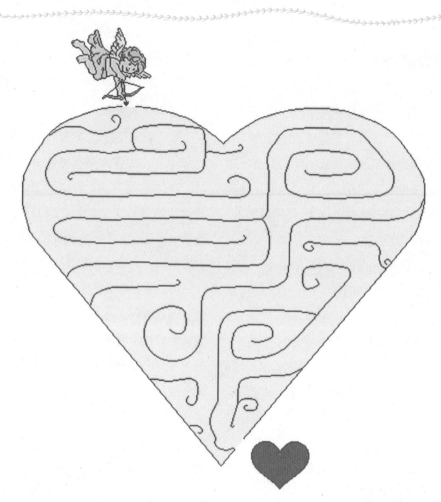

有了微弱的视觉

孕23周的胎宝宝可以算作是很健壮了，体重已经到了400克左右，有少数可能还会达到450克，身长变化不大，大概20厘米左右。

⊘ 身体机能的发育情况

本周胎宝宝的骨骼和肌肉都已经初具规模，身材比例也很匀称，在本周，宝宝肺部的血管开始形成，呼吸系统正在快速地建立之中，羊水吞咽的练习仍然在一刻不停地持续中，呼吸能力就在这吞咽练习中不断增强。

在这个阶段，特别可喜的一个发育成果是胎宝宝的视网膜形成了，因此他具备了微弱的视力。在大约孕26周的时候，宝宝的眼睛就会睁开，到时候他会努力观察子宫内的情况，并感受到来自外界的光照。不过因为子宫里的空间较小，所以胎宝宝的视力范围也小，只能看到正前方30厘米以内的事物，要等出生后才会随着视野的不断扩大而逐渐接近成人的视力。

胎宝宝的听力现在已经很不错，对声音很敏感，喜欢轻柔、舒缓，不喜欢激烈、粗暴，听到摇滚乐会反应剧烈，变得烦躁，听到轻音乐则会安静下来。准妈妈可以通过听不同的音乐，观察胎宝宝的反应。胎宝宝此时开始记忆声音，子宫里的声音他都能记下来。有人做过实验出生后的宝宝如果烦躁不安，给他听录下来的胎心音，他很快就能安静下来。

⊘ 胎宝宝的外形变化

本周胎宝宝的皮下脂肪仍然不多，胎宝宝则整体上仍然维持红而多皱的状态。不过随着体重的增加，多皱的状态就会改变。此外，胎宝宝的嘴唇、眉毛和眼睫毛已清晰可见，变得非常漂亮了。

如何预防腰背酸痛

怀孕后，体内激素的改变，特别是孕激素的影响，使得骨盆关节韧带松弛，引起耻骨联合轻度分离，导致关节疼痛。而且子宫向前增大，逼迫着准妈妈挺起身子，头和肩向后，腹部往前凸，腰也往前挺，时间久了就会引起腰背酸痛了。准妈妈要学会保护好腰背部，预防腰背酸痛。

✓ 如何预防腰背酸痛

1.注意睡姿。准妈妈不要睡太软或太硬的床，睡上去背部可以平贴床面是最好的。如果是侧卧，两腿间夹个枕头，后背垫个枕头，如果是平躺，膝下垫个枕头，头部枕着的枕头不要太高或太低，头颈部能尽量平直或下颌稍微内收都比较好。

2.选择有扶手和靠背的椅子，坐时背部、腰部要紧贴椅背，臀部尽量往后坐进椅子，让身体和椅子完全贴合，臀部与背部接近90度，膝盖与小腿成90度，这样身体肌肉就不会太疲劳。工作时，可在腰后放一个小枕头帮助支撑腰椎，背部保持正常的曲度，让椅子尽量靠近工作台，大腿与上半身的夹角略大于90度。

3.站着时膝盖要向前弯曲，肩部稍向后仰，腹部向前突出。站立时间不要太长，要时不时活动一下。

4.动作缓慢。站起来时不要太快，要用双手扶着椅子扶手，手臂与腿部一起用力，慢慢将身体撑起来；起床时要先转到侧卧位，再用上面的手将上半身撑起，然后顺势顺着床沿放下脚，最后坐直上半身，这样对腰部的伤害是最小的。

✓ 准爸爸按摩缓解疼痛

按摩可以帮助准妈妈缓解疼痛，有助于放松和改善血液循环。准妈妈侧躺好，请准爸爸沿脊柱两侧，由上往下用大拇指按压。下背部两侧，沿着骨盆上缘继续按压。最后按压颈部和肩膀，顺势往下按压脊柱，从左到右按摩下背部。最好每天反复做5～10次，也可以试试热敷的方法。

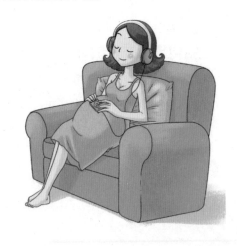

饮食防治便秘

怀孕后，由于胃酸减少，胃肠蠕动缓慢，再加上胎儿的压迫，不少准妈妈都受到便秘的困扰。如果能及时调整饮食结构，摄入一定量的膳食纤维，对准妈妈顺利排便，减轻便秘和腹胀的痛苦有很大的帮助。

✓ 防便秘食谱推荐

柿子椒炒玉米粒

材料：嫩玉米粒 300 克，红、绿柿椒各 50 克，盐、植物油、白糖、味精各适量。

做法：

1. 将玉米粒洗净；红、绿柿椒去蒂去籽洗净，切成小丁。

2. 将锅置火上，放油烧热，放入玉米粒，加适量盐，炒两三分钟，加清水少许，再炒三分钟，放入柿椒丁翻炒片刻，再加白糖、味精翻炒即可。

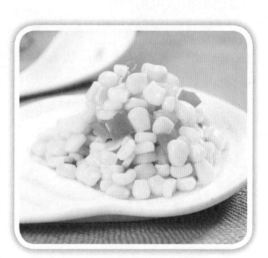

红薯银耳羹

原料：红薯 1 个，干银耳 5 克，枸杞数粒。

做法：1. 红薯削皮切块，干银耳用水泡发至软，枸杞洗净。

2. 将泡好的银耳放入锅中，加水煮至软；将红薯块倒入，煮约 10 分钟至熟。

3. 将枸杞倒入，煮 5 分钟即可。

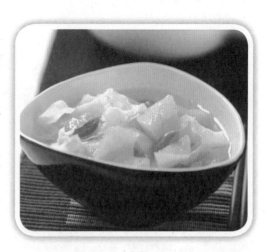

小腿抽筋的防治

很多准妈妈都出现小腿抽筋的现象，一般都是由于缺钙导致的。此外，如果准妈妈受寒了或者休息不好，也会出现小腿抽筋的现象。

☑ 如何预防小腿抽筋

1. 在饮食上多吃含钙质食物如牛奶、准妈妈奶粉、鱼骨。五谷、果蔬、奶类、肉类食物都要吃，并合理搭配。适当进行户外活动，接受日光照射。必要时可在医生的指导下加服钙剂和维生素D。

2. 若天气较冷则要注意腿部的保暖，临睡前可以用温水泡脚，睡觉时可以用热水袋来暖被褥，将腿部垫高可以防止抽筋的发生。

3. 避免长时间的站立和走路，每走或者站一会儿要坐下休息一下，以减低双脚的负担，避免双脚过度劳累。平时走路可以有意识地让脚后跟先着地，小腿伸直时脚趾弯曲些不往前伸，能够减少抽筋。

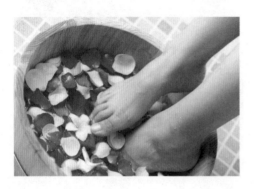

☑ 小腿抽筋时的处理

发生抽筋时,准妈妈会感觉痛苦不已,这时应立即伸展小腿肚肌肉:伸直腿, 从脚后跟开始, 然后慢慢向胫骨（小腿内侧的长骨）的方向勾脚趾。虽然开始的时候可能会疼, 但这样做可以减轻痉挛, 疼痛也会逐渐消失。注意一定不要绷脚向下弯曲脚趾,那会让抽筋变得更糟糕。

准妈妈可以自己或让准爸爸帮忙轻轻按摩疼痛处的肌肉,也可以起到缓解疼痛、消除抽筋的作用。

此外, 泡脚和热敷对小腿抽筋很有效。睡前把姜切片加水煮开, 待温度降到脚可以承受时用来泡脚。姜水泡脚不但能缓解疲劳, 还能促进血液循环, 且能安神帮助入睡。有条件的可以用桶, 水量没到小腿肚以上, 这对避免抽筋特别有效。或是请准爸爸用热毛巾或者用热水袋热敷, 也可以使血管扩张, 减少抽筋。

第160天

✔ 保健

小心孕期便秘和痔疮

许多准妈妈在孕期都会遇到难言的苦恼，那就是便秘和痔疮。准妈妈应多喝水，多吃膳食纤维丰富的食物，养成良好的排便习惯，来预防痔疮。

✅ 预防孕期痔疮的方法

1.排便时不要太用力，不要在厕所蹲太长的时间，因为这会对直肠下端造成压力而出现或加重痔疮。

2.不要长时间地坐着或站着。坐办公室的准妈妈最好每隔一个小时站就起来活动几分钟。睡觉、看书或看电视时向左躺，这样能减轻直肠静脉的压力，有助于身体下半部的血液回流。

3.练习提肛运动：并拢大腿，吸气时收缩肛门，呼气时放松肛门，可改善局部血液循环，减少痔静脉丛的淤血。每日早晚做2次，每次20～30次。

4.按摩肛门：排便后清洗局部，用热毛巾按压肛门，顺时针和逆时针方向各按摩15次，预防痔疮的出现。

✅ 出现痔疮时的日常护理

准妈妈已经出现痔疮时，可采取以下方法，缓解痔疮的症状：

1.每次大便后都要用柔软、无香味、清洁的卫生纸轻柔、彻底擦干净患处，避免痔疮出血。

2.用软毛巾包着冰块或冰袋给长痔疮的部位做几次冷敷，有助于消除肿胀和不舒服的感觉。

3.在医生的指导下用药：准妈妈可以在医生的指导下使用含有药用成分的栓剂或外敷药，缓解痔疮。

需要提醒准妈妈，如果有痔疮出血的情况应立即去医院就诊，避免出现其他状况，危害胎宝宝的安全。

亲近自然之美

大自然是无限美妙的，日月星云、山水花鸟、草木鱼虫、园林田野等，这些都是大自然引人入胜的杰作，在大自然中，人很容易就被感动、被吸引，激荡起对生命的希望，同时，呼吸新鲜空气也有利于胎宝宝的大脑发育，因为大脑需要充足的氧气和丰富的刺激。

✓ 和胎宝宝一起走向大自然

大自然幽静、清爽、舒适，令人赏心悦目，在亲近大自然的时候，要记得告诉胎宝宝你看到了什么美丽的事情，将内心的感受描述给腹内的胎宝宝，如：深蓝色的白云、翩翩起舞的蝴蝶、歌声悦耳的小鸟、沁人肺腑的花香等，让胎宝宝感受到，大自然是我们旷达而亲切的母亲，任何时候，它都是我们心灵的宁静港湾。准妈妈常常亲近大自然，日后胎宝宝也会更宽容开阔，惹人喜爱。

✓ 常到林间或草地去走走

早上起床后，如果天气不错，不妨到有树林或者草地的地方去散散步，走一走，感受一下一天中大自然带来的最清新的感觉，呼吸一下新鲜的空气，在欣赏秀丽的大自然景色的同时，充足的氧气能使得血液更加新鲜，胎宝宝会像喝足水的庄稼一样高兴起来，就如同他也亲眼看到了美丽的大自然一样。

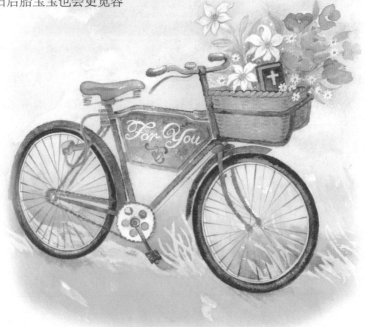

呼吸功能日益完善

孕24周的胎宝宝体重有500 ~ 550克了，身长也有25 ~ 30厘米，这个增长速度是前所未有的，很惊人。

身体机能发育情况

胎宝宝在孕24周的时候发育得已经接近成熟儿，尤其是肺部发育得非常好，血管更加丰富、呼吸树逐渐繁茂，而负责分泌表面活性剂的肺部细胞液正在形成，呼吸功能越来越完善。此时的胎宝宝学会了咳嗽，咳嗽的动静在准妈妈听起来可能就像打鼓一样。

胎宝宝的大脑现在进入了发育的成熟期，大脑内的数百万神经细胞正在发育，数目已经接近成人，并且连接成型，也接近成人。神经鞘这个时候也逐渐形成，对神经起到了保护作用。随着大脑的发育，各种感觉器官更加敏感，能够区别苦味、甜味，而感觉器官传递过来的信号，大脑也有了意识，对听到的、看到的信号都有感受，所以此时准父母一定要注意规范自己的行为。

外形的变化

24周的胎宝宝五官已发育成熟，面目清晰，眉毛和睫毛清晰可见，头发则变得浓密。此时做四维彩超的话，能够清晰地看到胎宝宝的五官了。

胎动变得有规律

快速的生长让胎宝宝占据了子宫中相当大的空间，不过目前还影响不到他的活动。此时胎宝宝体格发育得较结实，四肢活动活跃。接下来的一段时间，胎动将变得规律，准妈妈可以开始记录胎动了，这对监测胎宝宝的健康很有益。

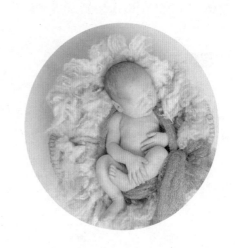

第 **163** 天

✔ 常识

需不需要做高层次超声波检查

一般在准妈妈孕 20 ～ 24 周，医院会建议准妈妈到医院进行产检超声波，看看胎宝宝器官发育的状况。

✅ 高层次超声波的作用

一般超声波至多可筛查 60% 的缺陷，而高层次超声波至多能筛查 80% 的胎宝宝重大缺陷。

✅ 什么情况需要做高层超声波

并不是每一个准妈妈都需要照高层次超声波的，只有一些特殊情况才会建议照高层次超声波，例如有危险因子的准妈妈（有慢性疾病包括高血压、糖尿病、有免疫系统问题、遗传性的家族疾病、高龄产妇、前一胎曾发生问题者等状况的准妈妈），才会建议照高层次超声波。

如果准妈妈之前有做其他排畸检查，确定胎宝宝是健康的，加上自身健康没有问题，那么完全可以不做高层次超声波检查。反之，准妈妈可咨询医生，让医生决定有没有必要做高层次超声波检查。

如果需要的话，最好在 20 ～ 24 周进行，之后胎宝宝会长大，器官也会愈来愈大，骨骼会愈来愈钙化，超声波能透视看到的状况也会随之降低。

✅ 超声波出现异常

从超声波如看到胎宝宝有些许异常如兔唇、多指症等，有些准妈妈就想终止妊娠。其实，如果胎宝宝的健康是没有问题，这些小毛病生下来之后可以进行手术处理，医生会给你合理的建议。

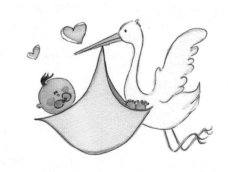

准妈妈要学会吃粗粮

有些准妈妈不爱吃粗粮，觉得口感粗糙，也有些准妈妈特别爱吃粗粮，拿粗粮当主食，这都是不对的。粗粮细粮营养成分各有不同，最好的方法是搭配着吃。

⊘ 粗粮的营养成分

1.富含维生素 B。大米白面经过加工，维生素 B 流失很多，而粗粮中含有较多的 B 族维生素，正是准妈妈所需要的。

2.粗粮的纤维素比较丰富，适当食用能有效预防便秘。研究还表明，进食粗粮后，人体血糖变化较小，有利于控制血糖，患有妊娠糖尿病的准妈妈合理食用尤其有好处。

⊘ 吃粗粮并非多多益善

粗粮的种类很多，包括玉米、小米、杂豆、荞麦、燕麦、红小豆、绿豆等五谷杂粮。

吃粗粮有好处，但并不是吃得越多就越有益，因为粗粮比较难消化，吃多了容易引起消化不良，而且摄入太多，人体对蛋白质、脂肪和微量元素的吸收都会受影响，容易导致营养不良，《中国居民膳食指南》建议，准妈妈吃粗粮每天要控制在50 克以内，不要超量。

⊘ 粗粮细粮搭配吃

准妈妈的饮食讲究营养均衡、粗细搭配、荤素搭配，比如把豆类和大米混合、小米和大米混合煮成粥，把牛奶加入麦片中做成麦片粥，把黄豆和玉米磨成粉熬成糊，或者跟面粉一起蒸馒头或者做面条等，就可以实现粗粮细吃，不但风味好，而且营养全。

···· 贴心提示 ····

吃粗粮的时间最好安排在白天，以免夜间增加消化负担。

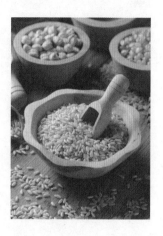

给准妈妈按摩的注意事项

给准妈妈按摩不仅可以缓和神经，缓解身体酸痛，还可以提高睡眠质量，对于准妈妈以及腹中的胎宝宝都非常有好处。但是，由于准妈妈不同于普通人，按摩还需要特别注意一些事情：

☑ 控制好按摩力量

人体对疼痛的承受力各有不同，而男性的手劲又比较大，所以准爸爸在帮准妈妈按摩的时候，手法应温柔平和，力量要轻重适宜，以准妈妈感觉舒服最重要。用力过猛、刺激太强反而容易产生反效果。

另外，准爸爸的手一般比较粗糙，按摩前要洗净双手，抹上润肤油。

☑ 按摩应适可而止

每次按摩时，一般原则为先轻后重，按摩范围由小到大，按摩速度也要先慢后快，力量恰到好处，既要有效又要让准妈妈感到全身轻松，使得不适症状好转，同时还要不时观察准妈妈的表情，询问她的感觉如何，若出现不良反应就要立刻停止。

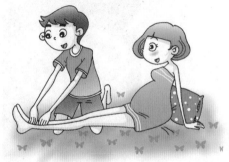

☑ 避开禁忌部位

按摩前先要对需要进行按摩的部位了解清楚，以免伤害到重要组织。腹部最好不要按摩刺激，对容易引起子宫收缩的敏感部位，乳房和大腿内侧也不要加以刺激。

准妈妈的有些穴位也是不宜进行刺激的，否则容易出现不良反应。准爸爸要事先了解好哪些是禁忌穴位，以免误按，引发意外，如：

合谷穴：位于拇指和食指间的虎口处，按压会促进催产素的分泌，具有催产作用，中医无痛分娩时用。

肩井穴：位于肩上大椎与锁骨肩峰端的连线中点。若刺激太强对胎宝宝不利。

> **贴心提示**
>
> 孕早期 3 个月内不宜按摩，容易发生流产。孕中期和孕晚期可适度按摩，但要注意频率不可过繁，时间不可过长。一般来说，孕中期每周按摩 1 次，孕晚期每周按摩 2 次或以上，每次时间不要太长，20 ~ 30 分钟即可。

《向日葵》

美学也是胎教中一个重要的组成部分。只要是准妈妈认为美的，都是胎教内容。准妈妈只要用心看、用心听，就能把美传递给胎宝宝。

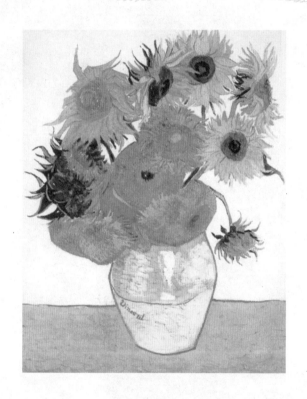

⊘ 赏析

这幅名作是凡·高所画，名为《向日葵》。1888 年，凡·高到了法国南方的阿尔，那是一个阳光明媚的地方，天上旋转着柠檬黄色的大火球，悬在蓝得耀眼的天空中，空中充满着令人目眩的光，凡·高被眼前的景象惊呆了，面对令人目眩的色彩，产生了强烈的情感，在这种背景下，画家自然地开始用色彩来表现情感，在阿尔炙热的阳光下，凡·高画出来一生中最重要的艺术作品，《向日葵》就是其中之一。

《向日葵》不是传统的描绘自然花卉的静物装饰画，而是一幅表现太阳的画，是一首赞美阳光和旺盛生命力的欢乐颂歌，整幅画犹如燃遍画布的火焰，显出画家狂热般的生命激情。

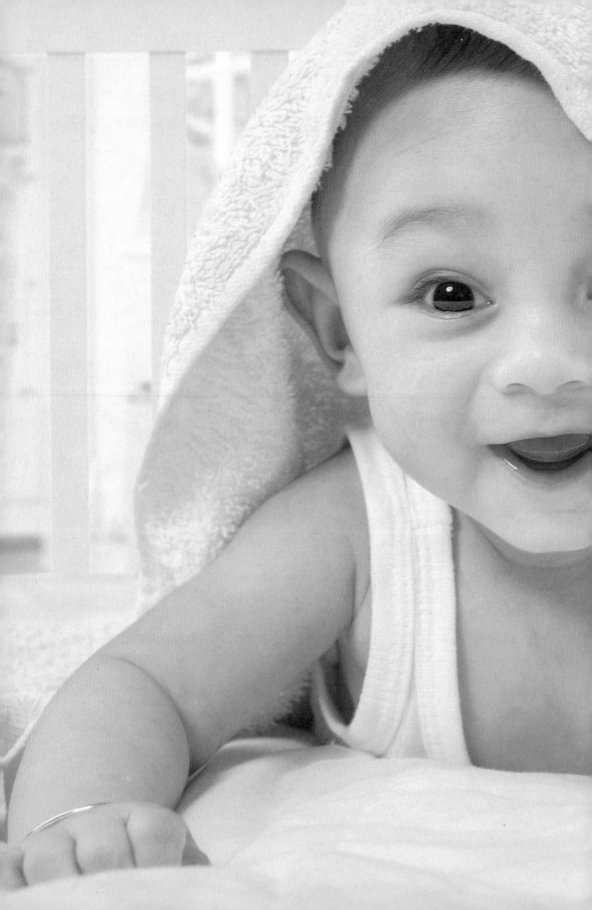

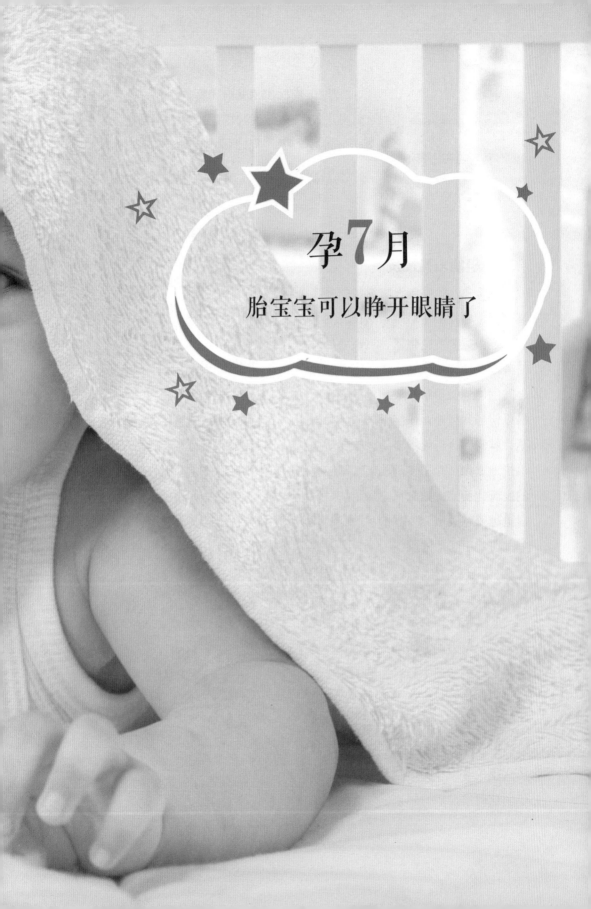

孕7月
胎宝宝可以睁开眼睛了

大脑发育进入第二个高峰期

孕25周胎宝宝又有了新的变化，身长和体重的发育又进入了一个新的数值段，大脑等器官发育也进入了一个新的阶段。身长达到30厘米以上，体重能够达到600～700克。

✓ 身体机能发育情况

本周进入胎宝宝大脑发育的第二个高峰期，神经细胞增殖虽然仍在继续，但不是最重要的变化了，更重要的发育任务是增加神经元之间的连通。神经元之间的连通使得脑神经细胞的兴奋冲动得以传导。另外，在接下来的4周时间里，脑沟回会迅速增多，大脑皮质面积也快速增大，几乎接近成人大脑。大脑的发育让胎宝宝的意识越来越清晰，反应也越来越灵敏，外界的各种刺激和动静都可能引起他的反应。

胎宝宝反应灵敏，能对准妈妈的刺激给出反应，如果准妈妈抚摸或拍打腹部，胎宝宝会手舞足蹈做出回应，还会顺着妈妈用力的方向翻身打滚等，这个阶段是整个孕期中最有趣的阶段，准妈妈可以坚持跟宝宝玩这样的游戏，促进宝宝的大脑和身体发育。

胎宝宝的味蕾正在形成，这时候准妈妈吃的食物，胎宝宝都可以尝到味道了。这时候准妈妈如果偏食，胎宝宝将来也会偏食，并与妈妈的口味偏好保持一致，他更喜欢那些在胎儿期能经常尝到的熟悉味道。

✓ 外形的变化

体重增加了以后，皮下脂肪就多了一点，现在看上去就已经饱满了很多，不过皮肤表面皱纹还存在。还有一点能够看到的变化是头发的质地和颜色现在有了一些个人的特色，不再像以前一样只是一些细小的绒毛了。另外，胎宝宝现在能够睁开眼睛，如果用手电照射腹部，他会做出眨眼的动作。

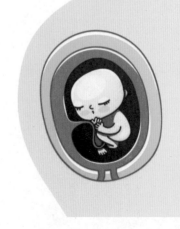

第170天

✓ 常识

妊娠糖尿病准妈妈的饮食须知

很多准妈妈在怀孕前未发现自己患有糖尿病，怀孕后却出现了糖尿病，这种就是妊娠糖尿病。妊娠糖尿病靠严格的饮食控制和运动疗法就能够控制住血糖，饮食控制是妊娠糖尿病治疗的基础。

✓ 饮食控制要点

1. 饮食清淡，不宜过咸过油；控制植物油及动物脂肪的用量，避免油炸、煎、熏等方法的烹调方式，多选用蒸、煮、炖等烹调方式；忌动物性脂肪油、奶油、猪油、黄油等；汤以素汤为主，少食排骨、骨头汤。

2. 培养良好的饮食习惯，少食多餐，定时、定量、定餐、定性，不过饥、过饱；控制甜食、水果及脂肪量高的食品摄入量。草莓、苹果和猕猴桃应优先选用，香蕉、甘蔗、龙眼和葡萄等含糖量较高故不宜多吃。

3. 合理配餐，不偏食，食物种类多样；根据食物交换表拓宽食谱，在总热量限定的前提下，多选用血糖指数低、高膳食纤维含量的食物，以减少体内血糖浓度的波动。

4. 认清需要少食或忌食的食物种类；.精制糖类，如白砂糖、绵白糖、冰

糖等。甜食类，如巧克力、甜饼干、甜面包、果酱、蜂蜜等。高淀粉食物，如土豆、山芋等。油脂类，如花生类、瓜子、核桃仁、松子仁等。熬煮时间过长或过细的淀粉类食物，如大米粥、糯米粥、藕粉等。

5. 注意含糖饮料的控制。含有精制糖的饮料，如汽水、果汁、果味茶以及大部分甜点，无论是正餐还是零食都不要吃。而含有乳糖的牛奶也要控制在每天2杯以内。

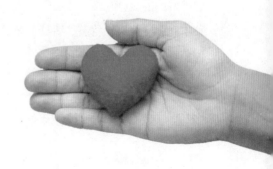

✔ 营养

血糖偏高如何安排饮食

血糖偏高准妈妈的饮食需要更注意合理营养，并在饮食上一定要尽量控制血糖升高。

⊘ 饮食要多样，确保正餐和零食的比例合理

中国的营养学会建议，妊娠糖尿病的准妈妈一日三餐只吃较少到中等的量，然后再每天吃 2 ～ 4 次零食，其中包括一次晚餐后的零食，保证全天需要的能量。

⊘ 坚持定时定量吃饭

每餐饭量差不多，这样坚持平均分配每天需要摄入的食物，准妈妈的血糖水平会更加稳定。

多吃高纤食物（例如新鲜蔬菜）、全麦面包、谷类和豆类食物，这些食物比普通碳水化合物消化和吸收的更慢，可以帮助准妈妈的血糖在饭后不会升得太高。蔬菜中魔芋、芹菜、竹笋、香菇、木耳、各种菌类膳食纤维都很丰富。

⊘ 谨慎挑选水果

尽量选择低升糖指数的水果，如青苹果、梨、桃、草莓、柚子、橘子等。而西瓜、香蕉相对而言，血糖生成指数较高，尽量少吃。水果最好在餐间食用，每天一份的量。若妊娠糖尿病期间的血糖控制不理想，可考虑用黄瓜、西红柿等代替水果。

⊘ 少吃或不吃含有单糖或双糖的食物和饮料

少吃加有蔗糖、砂糖、果糖、葡萄糖、冰糖、蜂蜜、麦芽糖之含糖饮料及甜食，因为这些食物会迅速升高血糖水平。

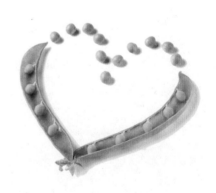

学习腹式呼吸法

腹式呼吸法能刺激人体分泌微量的激素，使人心情愉快，准妈妈这种愉悦的心情也会使胎宝宝感觉很舒服，同时，还能为子宫传送更多的新鲜空气。所以，从现在开始，准妈妈就可以开始练习腹式呼吸法。

✓ 腹式呼吸前的准备

首先要找一个空气流畅、清新又比较安静的地方，比如公园，也可以在自己家里进行，需要先把室内的窗户打开通一下风，然后在床上或是在地板上进行，此时要注意保暖哦。

练习前，准妈妈可以轻轻地跟胎宝宝说："宝宝，妈妈现在要把新鲜的空气传送给你了哦，开不开心啊？好，那我们现在就开始吧。"以这样的心情练习，会起到事半功倍的效果。

✓ 腹式呼吸法的步骤

1.背部挺直，全身放松，双腿自然盘坐，双手轻轻放于腹部，脑海中想象胎宝宝正居住在一个宽广舒适的空间里。

2.吸气，慢慢地用鼻子吸气，直到腹部鼓起为止，此时气流会带动双手自然分开。

3.呼气，腹部向内收，将慢慢将腹中的气全部吐出去。

请注意要经常练习，为了做得更好更有效果，最好请医师做示范，以免方法错误。

✓ 腹式呼吸后的结束活动

呼吸结束后，也别忘了跟胎宝宝交流一下呼吸的效果，准妈妈可以问问胎宝宝："宝宝，妈妈已经把新鲜空气传给你了，你感觉是不是很舒服啊？咱们现在就休息一下吧，下次接着努力哦"，这时，准妈妈不要急忙起身，不妨先享受一下呼吸后的舒缓心情。

第174天

✔ 保健

容易昏厥的原因和应对方法

不少准妈妈在睡醒、久坐、久蹲之后要起身站立时，会突然一阵晕眩，状况轻微者可能只会短暂地晕个几秒钟就恢复了，但严重者则可能会严重晕眩而失去知觉，导致摔倒可能造成脑部或身体受伤！

✔ 准妈妈容易发生昏厥的原因和应对办法

准妈妈容易发生昏厥的原因	表现症状	应对办法
供血不足，血压偏低。准妈妈常常会发生供血不足、大脑缺血的情况，妊娠的早中期，由于胎盘形成，血压会有一定程度的下降。血压下降，流至大脑的血流量就会减少，造成脑血供应不足，使脑缺血、缺氧，从而引起头晕	一般在突然站立或乘坐电梯时会晕倒	准妈妈要避免久蹲、久坐后突然站立。这种一时性的脑供血不足，一般孕7月时即可恢复正常
进食过少，血糖偏低。运输到脑组织的糖就相对减少，而脑组织不能进行无氧糖酵解，随之发生缺血反应。导致脑活动受影响，出现低血糖昏厥	有时发作性头晕，伴有心悸、乏力、冷汗，一般多在进食少的情况下发生	早餐应多吃牛奶、鸡蛋等食物，随身带些奶糖，一旦头晕发作时，马上吃糖，可使头晕得以缓解
体位不妥，压迫血管。这类准妈妈的头晕属于仰卧综合征，是孕晚期由于子宫增大压迫下腔静脉导致心脑供血减少引起的	一般在仰卧或躺坐于沙发中看电视时容易头晕昏厥	避免仰卧或半躺坐位，即可防止头晕发生。如发生头晕，应马上侧卧

童趣盎然的《颠倒歌》

在民间有一种别有意趣的《颠倒歌》，风格类似于打油诗体，把事情往反了说。人们认为《颠倒歌》能促进孩童认知、思维、语言的发展，也能陶冶性情。

一

颠倒歌，说颠倒，

石榴树上结红桃，

杨柳树上结辣椒；

吹着鼓，打着号，

木头沉到底，

石头水上漂；

小鸡叼了秃老鹰，

老鼠抓住大花猫；

你说好笑不好笑。

二

小小老鼠森林里面称大王，

大狮子害怕那个小老鼠，

蚂蚁扛大树，大象没力气，

事情全颠倒，你说可笑不可笑。

小小鱼儿飞呀飞在蓝天里，

小鸟儿游呀游在大海里，

公鸡会生蛋，母鸡喔喔啼，

事情全颠倒，你说可笑不可笑。

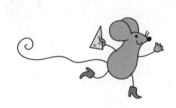

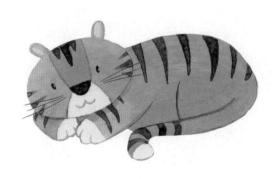

大脑可以指挥身体做出反应了

在孕 26 周，胎宝宝的身长增长不是那么多，约为 32 厘米，但是体重增长非常大，可以达到 800 克。

⊘ 身体机能发育情况

大脑发育仍处在第二个高峰期，需要较多的对大脑发育有促进作用的营养物质，在这个时期最受胎宝宝大脑欢迎的营养物质是脑黄金和脂肪酸，包括 DHA、EPA 和脑磷脂、卵磷脂等物质，准妈妈可多摄入含脑黄金和脂肪酸丰富的食物，比如核桃、松子、葵花子、榛子、花生等坚果，另外还可以吃一些海鱼、鱼油等。准妈妈除了吃海鱼、鱼油除了能促进胎宝宝大脑发育，还有很多好处，比如预防早产、防止胎宝宝发育迟缓并增加宝宝出生时的体重，另外还能保证胎宝宝视网膜的正常发育。

骨骼、脊椎在这个时候会发育得更加坚固，这样才能对逐渐增重的身体起到有力的支撑作用。另外，乳牙冠会形成 1/2 左右，并在出生前完成基本的发育。这样一来，准妈妈对钙的需求仍然非常高，要继续补充。

胎宝宝的意识逐渐增强，当听到很大的声音时，胎宝宝会做出弹跳和蠕动的动作，好像吓了一跳似的，这说明大脑可以指挥身体做出反应了。

⊘ 外形的变化

皮下脂肪还没有增加到足够支撑起皮肤的量，胎宝宝尽管圆润了些，但皮肤上的皱纹还在，另外，胎宝宝的皮肤现在已经不那么透明了。惊喜的是，胎宝宝的十个手指头现在发育得非常完美，有时候能抓着自己的脚玩玩。

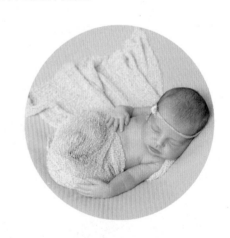

拉梅兹呼吸法可缓解生产疼痛

拉梅兹呼吸法，通过对神经肌肉控制、产前体操及呼吸技巧训练的学习过程，有效地让准妈妈在分娩时将注意力集中在对自己的呼吸控制上，从而转移疼痛，适度放松肌肉，对生产疼痛保持镇定，达到加快产程，使宝宝顺利出生的目的。

✓ 怎样练习拉梅兹呼吸法

准妈妈在客厅地板上铺一条毯子或在床上练习，室内可以播放一些优美的胎教音乐，准妈妈可以选择盘腿而坐，在音乐声中，首先让自己的身体完全放松，眼睛注视着同一点。

1.胸式呼吸法。用鼻子深深吸一口气，随着子宫收缩开始吸气、吐气，反复进行，直到阵痛停止。

2.嘻嘻轻浅呼吸法。用嘴吸入一小口空气，再从嘴中吐出，将呼吸高位保持在喉咙，让吸入和吐出的气量相等，就像发出"嘻嘻"的声音。子宫收缩加快，呼吸加快，子宫收缩减慢，呼吸放慢。开始练习时，一次呼吸连续20秒，此后慢慢延长，直到一次呼吸可以达到60秒。

3.喘息呼吸法。先将空气排出，深吸一口气，接着快速做4～6次短呼气，感觉像在吹气球，比嘻嘻轻浅呼吸还要浅，也可以根据子宫收缩的节奏调整。开始练习时，一次呼吸练习持续45秒，以后慢慢加长至90秒。

4.哈气运动法。在子宫收缩的时候深吸一口气，接着短而有力的哈气，浅吐几口气后大大吐出所有的气，就像在吹很费劲的东西一样。练习时，每次哈气要直到不想用力时为止，最少要达到90秒。

5.用力推法。长长吸一口气，然后憋气，马上用力，需要换气时，将气呼出，马上再吸满一口气，继续憋气和用力，直到生产结束。练习时，每次呼吸要持续60秒。

通常，准妈妈从怀孕7个月开始进行拉梅兹呼吸法的训练，坚持练习拉梅兹呼吸法，能让准妈妈在情绪、理智、心理及生理都做好准备，最好每天都练习一遍，由准爸爸陪伴进行，效果将会更好。

了解及补充 DHA 与 EPA

从胎儿期到出生后 1 岁这段时期，被科学家称为营养人类脑部发育的黄金时期。因此准妈妈补充足够的营养对胎宝宝的脑部发育是非常重要的，特别是对大脑发育有益的 DHA 和 EPA。

孕期补充 DHA，能够优化胎宝宝大脑锥体细胞的磷脂的构成成分，刺激大脑皮质感觉中枢的神经元增长更多的突触，促进胎宝宝的大脑发育。另外，DHA 还有利于提高胎宝宝视网膜光感细胞的成熟度，促进视力发育，使胎宝宝的眼睛更明亮。

EPA 是鱼油的主要成分。属于多不饱和脂肪酸，是人体自身不能合成但又不可缺少的重要营养素，因此称为人体必需脂肪酸。EPA 能够增进血液循环，促进体内饱和脂肪酸的代谢，降低血液黏稠度，预防心血管疾病。EPA 和 DHA 同时补充，能够促进胎宝宝智力发育，还可有效减少早产的发生。

✓ 什么时候补 DHA 和 EPA

怀孕 6 个月以后是胎宝宝大脑中枢的神经元分裂和成熟最快的时期，对 DHA 和 EPA 的需求量也最大，所以从这个时候开始准妈妈就需要专门进行补充。DHA 的每日摄取量至少为 200 毫克，而 EPA 具有稀释血液的作用，所以不宜过多服用。

✓ DHA 和 EPA 如何获取

DHA 和 EPA 一般无须特别通过药物补充，从某些食物中就可以获取。

1. 孕妇奶粉。市面上出售的孕妇奶粉含有 DHA 和 EPA，且配比更科学，服用更方便。

2. 深海鱼类。深海鱼类和贝类的脂肪中含有大量的 DHA 和 EPA，且容易被身体吸收，准妈妈平时可以多吃一些金枪鱼、三文鱼等深海鱼。

3. 坚果类及某些植物油。核桃、榛子等坚果和橄榄油、亚麻油等植物油中所含的亚麻酸，能够在体内转化为 DHA 和 EPA，也可以作为间接补充来源。

4. 海藻类。藻类物质受污染小，DHA 含量和纯度更高，食用起来更安全。

脐带绕颈怎么办

脐带的一端连于胎儿的腹壁脐轮处，另一端附着于胎盘。在空间并不大的子宫内，胎儿借助脐带悬浮于羊水中，胎儿会翻滚打转，经常活动。有的胎儿动作比较轻柔，有的胎儿特别喜爱运动，动作幅度较大时有可能会发生脐带缠绕。

✓ 什么是脐带绕颈

脐带较长，胎宝宝做大的动作时，脐带就可能缠绕到脖子上，就形成了脐带绕颈。做B超的时候，报告单上会出现一个"△"，后面跟着一个数字，说明脐带绕颈的圈数，如果是0，则说明胎宝宝当前没有脐带绕颈，如果是1，说明是绕一圈，绕一圈的发生率较高，二圈的较少，三圈则非常少见。

✓ 脐带绕颈有危险吗

脐带本身有补偿性伸展，不拉紧至一定程度不会对胎宝宝有实质性危害，所以绕一圈两圈没有关系，而且胎宝宝在出生前还会继续运动，如果恰巧向脐带绕颈的反方向转回来时，脐带缠绕的问题就会解除。不过，如果脐带绕颈圈数较多，胎宝宝自己运动出来的机会就会少一些，一旦缠绕太紧，就容易导致胎宝宝缺氧，严重时发生胎死腹中的后果。

✓ 脐带绕颈怎么办

如果发生脐带绕颈了，准妈妈也无须太过紧张，平时注意避免剧烈运动，尽量采取左侧卧位，并坚持每天数胎动，一旦胎动次数明显异于平时，就及时去医院做检查，通过胎心监护和超声检查等方法，判断胎儿在宫内的情况。坚持这样做，胎宝宝一般不会出现什么意外。

脐带绕颈了，一般情况下都可以顺产，只要当脐带绕颈超过三圈时才会选择剖宫产，所以准妈妈不要一有脐带绕颈现象就要求剖宫产。

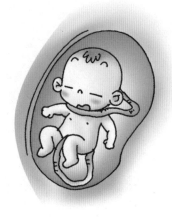

怎样减轻耻骨联合疼痛

耻骨是位于骨盆前方的两片骨头，中间有空隙而非紧靠在一起，两片骨头间靠几个韧带构成的纤维软骨性的组织连接起来，这个区域就叫耻骨联合。

⊘ 耻骨联合疼痛的原因

在怀孕的时候，弛缓素和黄体素这两种激素可以帮助韧带松弛，使得骨盆的伸缩性变大，以给予胎儿更多的生长空间，并有利于分娩之进行。因此耻骨联合分离几乎会发生在所有准妈妈身上。

一位未怀孕的女性，其两片耻骨间的正常距离为 4～5 毫米，一旦怀孕，在激素的作用下，两者间的距离至少会增加 2～3 毫米，因此，若耻骨间宽度在 9 毫米以下，在妊娠的情况下是属于正常的范围，通常没有症状，即便有疼痛也不太明显；一旦两者之间的距离超过 9 毫米，则属于耻骨联合过度分离，就会引起较严重的疼痛。

⊘ 耻骨联合疼痛的症状

疼痛自臀部或髋部开始，向下沿大腿外侧、小腿至足背外侧，呈放射性疼痛或持续性钝痛，严重者下肢肌肉痉挛，活动受限，甚至走路都受影响。

⊘ 如何减轻耻骨联合疼痛

1. 适当休息，少活动，必要时可用托腹带托起增大的子宫，减少腰肌的受力。

2. 坐姿时在背后放置腰枕，让腰部有一个着力点。避免双腿张开地跨坐。

3. 睡觉时将一个枕头放置于两腿间。

4. 站立或者移动时要尽量对称，避免一边用力。

一般来说，耻骨联合分离所造成的骨盆腔不舒服，大多数会在几周内就有明显改善，若长期觉得不舒服，则需要请求医生帮助。

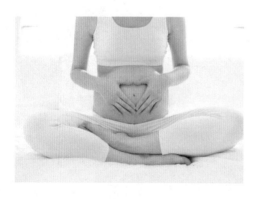

练习毛笔字陶冶美的情操

传统的练习汉字的书写工具便是毛笔，怀孕在家的准妈妈不妨拿起毛笔，练习一下毛笔字，既可以加深对中国传统文化的认识，又可以陶冶情操，可谓是一举两得。

✓ 练习毛笔字的好处

1. 练习毛笔字可融身心于一体，提高自身修养，增添生活乐趣，能使自己心静如水，胸怀豁达，悠然自得。

2. 练习毛笔字不仅能使准妈妈得到美的熏陶，而且可以养成坚持不懈的精神。

3. 毛笔字是我国的一种伟大艺术，通过练习毛笔字不但可以培养准妈妈的审美观，而且还有助于了解历史，以及较好的书法作品。

4. 写得一手漂亮的毛笔字还可送给亲戚朋友或是留给宝宝日后作纪念，使得自己自信心更强，身心更加愉悦，也可以在以后的工作中帮助自己建立更美好的形象。

✓ 如何练毛笔字

1. 准备好需要练习的工具。买齐所用毛笔、墨汁及纸张。刚开始练习时，选用学生用十五格纸或废报纸都可以，待练习有一定的功力时，再选用宣纸。初步练习，用宣纸太浪费了，毕竟胎宝宝出生后也需要一大笔花销的，这里没必要太浪费了。建议刚开始练习颜真卿比较好。

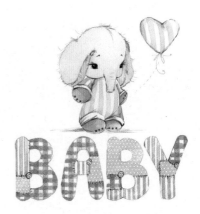

2. 从最简单的练习开始。初步练习建议从笔画开始练起，然后逐渐加大难度，这样循序渐进，穿插带笔画的字进行练习，如"三、王"练横划，练熟后就可以临古诗帖。

3. 练习要持之以恒。毛笔最好能天天练，两三天练一次也可以，坚持不懈地练习对身体及性格调整会有益处，不过准妈妈不必拘泥于形式，随心所欲也可。

胎宝宝逐渐建立起作息规律

孕27周的胎宝宝体重有900克左右了，身长大约为38厘米，身体几乎可以碰到子宫壁，所以他现在活动起来已经不那么自由了。

胎宝宝的外观在本周仍然变化不大，但内在的变化还是在不断发生的。大脑继续在练习发出命令控制全身机能的运作和身体活动的程度。

本周胎宝宝的生殖器官进一步发育，男宝宝睾丸形成了，不过还没有降到阴囊中，如果是女宝宝，现在就已经能够看到突起的小阴唇了。其他的器官虽然接近完善了，但还是需要无限接近完善的，有的器官、功能到出生后还在继续的完善中，从这点看，胎宝宝可是非常努力的。

胎宝宝会逐渐建立起作息规律，多数时间睡觉，少数时间醒着，每天的清醒时间在20分钟左右。很多专家认为，孕27周的胎宝宝会做梦了，这个说法无法确认，但有一点可以确认的是，这个时期的胎宝宝大脑活动非常活跃，记忆能力不断提高，加上耳朵神经网发育完成，能够把听到的声音传递给大脑，所以从这个时候开始，他能清楚地分辨并记住妈妈的声音。另外，胎宝宝的嗅觉功能也发挥作用了，听觉和嗅觉记忆是宝宝出生后找到妈妈的最基本依据。

为了避免活动的时候，脐带发生缠绕打结，现在胎宝宝的脐带变得厚而富有弹性，在外面还包了一层结实的胶状物质，保证了血流的顺畅，对宝宝的安全是个保护。

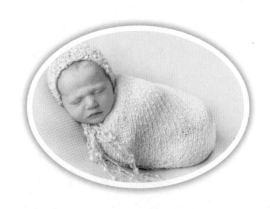

准妈妈采取何种睡姿最好

随着时间的推移，准妈妈的肚子会增大，尤其到了孕晚期，就需要注意讲究一下睡姿，以减轻对胎宝宝的外力直接压迫或者自身压迫。正确的睡姿对胎宝宝发育很有利。

✅ 左侧卧为最佳睡姿

到了怀孕晚期的准妈妈睡姿尤为重要，睡姿对自身与腹中胎宝宝的安危都有重大关系，这时宜采取左侧卧位睡姿，准妈妈采取这种睡姿可纠正增大子宫的右旋，能改善血液循环，增加对胎宝宝的供血量，有利于胎宝宝的生长发育。此外，左侧卧位可减少妊娠子宫对主动脉、髂动脉的压迫，使之维持正常的张力保证胎盘的血液灌注量，使准妈妈不易发生下肢水肿、下肢静脉曲张和胎儿发育不良等病症。

贴心提示

如果准妈妈长时间左侧卧位有困难，可平卧时在右侧臀部垫上毛毯、枕头或棉被等，使骨盆向左倾斜，同样也能起到左侧卧位的效果。也可以左右换着睡，不过要以左侧位为主。

✅ 不宜采取其他睡姿

不宜仰卧

因为仰卧时，巨大的子宫会压迫下腔静脉，使回心血量及心输出量减少，导致低血压，准妈妈会出现头晕、心慌、恶心、憋气等症状，有时甚至会面色苍白、四肢无力、出冷汗等。如果出现上述症状，应马上采取左侧卧位，血压可逐渐恢复正常，症状也会随之消失。

不宜右侧卧

右侧卧相对仰卧的害处要小一些，准妈妈适当地采取右侧卧问题不是很大但如果长期采取右侧卧则会加重子宫的右旋程度，还有可能影响胎儿的血液供给，造成胎儿慢性缺血缺氧。

趴卧

趴卧的坏处就更不用说了，而且进入孕晚期，趴卧这个动作几乎不可能完成了。

✔ **营养**

饮食预防高血压

一般来说，引起准妈妈高血压有两种情况，一种是生理性因素；另一种是病理性因素。但不管哪种因素，都会增加分娩时的危险性。因此，准妈妈一旦发现血压升高，就要特别注意饮食，防止妊娠高血压症。

⊘ 血压偏高可多吃以下食物

如果准妈妈血压偏高，或已经患上妊娠高血压疾病，或血压有点偏高，可多吃下面几种食物。

1.芹菜。芹菜纤维较粗，血压偏高的准妈妈常吃芹菜，能够有效缓解症状。

2.鱼。鱼中含有的不饱和脂肪酸是抗氧化的物质，可以降低血中的胆固醇。所以鱼是准妈妈防治妊娠期高血压的理想食品。

3.鸭肉。鸭肉中的脂肪不同于黄油或猪油，其化学成分近似橄榄油，有降低胆固醇的作用，对防治妊娠期高血压有益。

4.鳝鱼。鳝鱼是一种高蛋白、低脂肪的食品。准妈妈常吃黄鳝可以防治妊娠期高血压病。

⊘ 控制钠盐摄入量

准妈妈若血压较高应改变高盐饮食习惯，将每日食盐的摄入量控制在3克左右。

以下几个习惯可以帮助准妈妈控制日常饮食中食盐的摄入量：

1.不吃或少吃含盐量高的腌制食品，如咸菜、榨菜、咸肉、咸鱼、咸蛋等。

2.炒菜时不要放盐，等起锅装盘上桌时再放盐，这样吃起来不但咸味不减，还可减少近一半的用盐量。

3.多使用天然的调味料代替食盐来增加膳食的味道，如葱、姜、蒜、花椒、八角等，每10克酱油中约含食盐1.5克，应尽量少用或不用。

4.方便面的含盐量很高，一袋方便面大约含盐5.4克。因此，准妈妈尽量不要吃方便面。

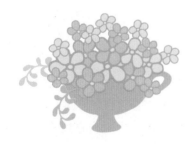

胃灼热的缓解法

胃灼热多出现在孕中期和孕晚期。到了孕中期，随着胎宝宝的不断增大，子宫不断压迫胃部，再加上黄体素浓度变高，降低肠胃蠕动的速度，食物停留在胃部的时间变长，使得胃部的食物刺激到食管，从而导致准妈妈常常有胃灼热的感觉，也就是我们俗称的烧心。

✓ 胃部灼热如何缓解

1.减少加重胃灼热的生活因素。避免饮食过饱，饱食可增加胃内压，促使胃酸反流；避免烟酒刺激，烟酒可使食管松弛，咖啡、巧克力、浓茶等也有相似作用；少食产酸过多的食物，如甘薯、南瓜等食物含糖分较多，食后可加重胃灼热，也要少吃水果，避免肥胖。

2.通过药物抑制胃内酸度。避免某些药物，如阿托品、普鲁本辛、氨茶碱等抗胆碱药和茶碱衍生物会使食管下段括约肌松弛，诱发和加重胃灼热。未经医生同意不要服用治疗消化不良的药物。

3.避免饮食过饱，少食高脂肪食物。白天应尽量少食多餐，使胃部不要过度膨胀，即可减少胃酸的逆流。不要吃口味重或油煎的食品，这些都会加重胃的负担。临睡前喝一杯热牛奶，也有很好的效果。

4.进餐后3个小时内避免躺着。进食2 ~ 3个小时后避免躺着，当躺下来的时候，胃内容物随身体体位容易反流到食管。睡觉时，尽量以枕头垫高头部15厘米，以防止发生逆流。

胃灼热的准妈妈除了饮食习惯要做一些调整，还要注意放松心情，感到胃部不舒服的时候，可以转移一下注意力，不要太过集中于胃部的不适应，这种不适感不会持续太长时间,在生产后即可恢复正常。

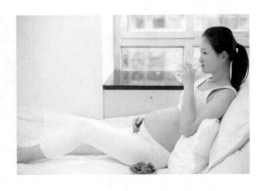

捏一个可爱的小泥娃娃

还记得童年时经常唱的儿歌"泥娃娃"吗？

今天，学做一个有鼻子有眼的可爱的小泥娃娃吧。

✓ 泥娃娃制作步骤

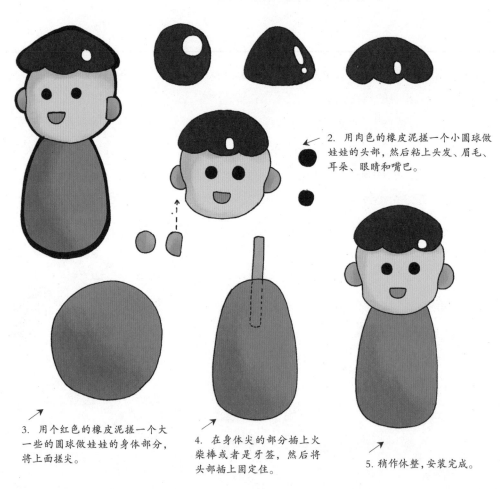

1. 用黑色的橡皮泥捏出娃娃的头发、眉毛、耳朵、圆圆的小眼睛和嘴巴。

2. 用肉色的橡皮泥搓一个小圆球做娃娃的头部，然后粘上头发、眉毛、耳朵、眼睛和嘴巴。

3. 用个红色的橡皮泥搓一个大一些的圆球做娃娃的身体部分，将上面搓尖。

4. 在身体尖的部分插上火柴棒或者是牙签，然后将头部插上固定住。

5. 稍作休整，安装完成。

胎宝宝生活已经很有规律了

进入孕 28 周，胎宝宝的身长增长不明显，还是维持在上周的状态，约为 38 厘米，不过体重又长了 100 克左右，达到了 1 000 克。

✓ 身体机能发育情况

满 28 周以后，胎宝宝的肺发育得比较成熟，如果此时出生，宝宝可以借助呼吸器辅助呼吸来维持生命，之后会逐渐学会自主呼吸，存活概率相当高。另外，胎宝宝在这个时候已经具备了一定的吮吸能力，虽然较弱，但也能吃奶了，如果无法吮吸，还可以借助工具喂食，总之，胎宝宝的生命力已经很了不起了。虽然如此，准妈妈还是不要大意，尽量不要发生早产这种事，早产的宝宝一般体质较差，也较难喂养。

胎宝宝现在的生活已经很有规律了，睡眠有原始的周期规律，醒和睡的时间间隔比较固定，胎动也比较有规律。不过每个胎宝宝都有自己的胎动特点，胎动频率、强弱、发生的时间、一次胎动持续的时间，两次胎动之间间隔的时间都不尽相同，这跟宝宝的性格和性别都有一定的关系，一般文静的女孩，胎动比较有规律、胎动频率较低，强度较弱，而活泼的男孩胎动不太规律、频率较高，强度也较强。准妈妈可以开始正规地记录胎动，如果胎动突然间变得特别频繁或者特别少都要引起注意，可能是胎宝宝不舒服了，需要及时处理。

✓ 外形的变化

胎宝宝的脸和身体跟出生后的宝宝外貌几乎毫无二致，头发约为 5 毫米，唯一不同的一点就是胎宝宝的皮下脂肪相对较少，皮肤褶皱较多，不如新生儿光滑、圆润。

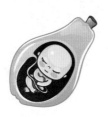

什么是假性宫缩

分娩前数周，子宫肌肉较敏感，容易出现不规则的子宫收缩，持续的时间短，力量弱，或只限于子宫下部。经数小时后又停止，不能使子宫颈口张开，故并非临产，称为假性宫缩。

⊘ 假性宫缩会有什么表现

一般从孕28周开始出现，一直到真正分娩前，会连续发生多天。最明显的表现就是腹部发硬、发紧，有下坠感，一般在睡觉时或走路时就突然出现宫缩。

假性宫缩时不会疼痛，也没有阴道流血或流水的情况出现，不会影响准妈妈的正常生活和工作。

⊘ 如何缓解假性宫缩

1.尝试放松练习，或做缓慢的深呼吸。虽然这样做并不能使假性宫缩停止，但能帮助应对不舒适的感觉。

2.无论是工作还是生活，都不要使自己过分劳累，如走太远的路，长时间坐着或者站着，这些情况都比较容易引起宫缩，所以改变活动或姿势，可以缓解假性宫缩。

3.不要经常摸肚子，因为不断地刺激腹肌和子宫，也会引起宫缩。虽然适当的抚摸对腹中的胎宝宝有好处，但是一天中摸的次数太多就会适得其反了。因此，准妈妈要改掉动不动就摸肚子的习惯，要和"抚摸胎教"区分开。

4 洗个热水澡，放松身体，喝几杯水，能缓解假性宫缩。因为假性宫缩有时可能是由脱水引起的，所以适当补充水分，可以缓解假性宫缩。

出现假性宫缩时，准妈妈要保持轻松愉快的心情，因为紧张焦虑的情绪会给准妈妈带来各种不适感觉。但是，如果准妈妈的宫缩特别频繁、间隔时间短，而且伴有疼痛、阴道出血等异常情况，就要及时到医院就诊，以免出现早产。

保证主食摄入量

人体所需的热能 60% ~ 70% 来自碳水化合物，碳水化合物主要从主食中摄取，准妈妈可以适当增加主食的摄入量。

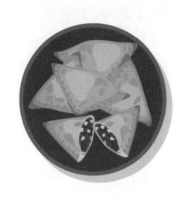

一般来说，一天才吃 100 ~ 150 克米饭的准妈妈，很容易出现能量不足，引起宝宝营养不良和各系统、器官发育迟缓，体重、身长增长慢，最终使得宝宝出生时的体重低于正常值。此外，长期主食摄入不足，还会造成酮体症。

孕晚期每日主食摄入量应在 400 ~ 500 克，相比孕早期，需要每日增加主食 75 克左右，这对保证热量供给、节省蛋白质有着重要意义。

⊘ 主食不应太单一

准妈妈平时吃的米、面不要过分精白，尽量选择中等加工程度的。主食不要太单一，应米、面、杂粮、干豆类掺杂食用，粗细搭配，有利于获得全面营养和提高蛋白质的营养价值，例如五谷杂粮粥、玉米发糕、窝头等。

⊘ 吃粗粮要适量

《中国居民膳食指南》中建议，粗粮每人每天可吃 50 克以上，但是考虑到准妈妈的胃肠消化能力较弱，最好控制在每天 50 克以内，不要超量。

准妈妈吃粗粮的时间最好不要安排在晚上，晚上肠胃消化能力下降，吃粗粮会加重消化负担。

吃粗粮后若感到不舒服，可以多喝些水，帮助消化。因为粗粮中含有大量纤维素，这些纤维素进入肠道，如果没有充足的水分配合，肠道的蠕动容易受到影响，进而影响消化，引起不适。一般多吃 1 倍纤维素，就要多喝 1 倍水。

减轻水肿的生活小窍门

准妈妈孕期发生水肿一般属正常的生理现象，不需要治疗，产后会自动消失，同时准妈妈可以通过一些方法减轻症状。

⊘ 孕期身体水肿的症状

很多准妈妈到怀孕七八个月时会出现较明显的浮肿。孕期水肿主要出现在下肢，通常是早上比较轻微，不太明显，然后经过白天久站，晚上睡前水肿症状就会比较明显了。有些准妈妈腰部及阴唇部位的水肿症状也比较明显，有的则会出现全身浮肿。

⊘ 学会辨别异常水肿

一般说来，孕期水肿是生理性的正常现象，生产后会自动消失，也不会对宝宝造成不良影响。但是，如果你发现自己的下肢水肿经过 6 小时以上的休息仍不能消退，并有逐渐向上发展的趋势，就有可能是病理性水肿，需及时去医院。

⊘ 避免久坐久站

准妈妈平时要经常改换坐立姿势；坐着时应放个小凳子搁脚，促进腿部的血液循环通畅，减少小腿发生浮肿的可能性；每一个半小时就要站起来走一走，站立一段时间之后就应适当坐下休息，步行时间也不要太久。

⊘ 保持侧卧睡眠姿势

保持侧卧睡眠姿势可以最大限度地减少早晨的浮肿；每天卧床休息至少 9 小时，中午最好能躺下休息 1 小时。另外，晚上睡觉时，可以把腿部垫高，这样第二天起床时，会感到舒服一些。

睡觉前可以先泡个温水澡，同时配合适当的按摩消肿。注意按摩时要从小腿方向逐渐向上，这样才有助于血液返回心脏。

帮助放松心情的《对数儿歌》

对数儿歌非常有特点，塑造了很多生动的动物形象，能通过准妈妈激发起胎宝宝丰富的想象，对于智力发育特别有好处。

对数儿歌

我说一，谁对一，哪个最爱把脸洗？
你说一，我对一，小猫最爱把脸洗。
我说二，谁对二，哪个尾巴像扇子？
你说二，我对二，孔雀尾巴像扇子。
我说三，谁对三，哪个跑路一溜烟？
你说三，我对三，兔子跑路一溜烟。
我对四，谁对四，哪个圆圆满身刺？
你说四，我对四，刺猬圆圆满身刺。
我说五，谁对五，哪个蹦跳上大树？
你说五，我对五，猴子蹦跳上大树。

我说六，谁对六，哪个扁嘴水里游？
你说六，我对六，鸭子扁嘴水里游。
我说七，谁对七，哪个叫人早早起？
你说七，我对七，公鸡叫人早早起。
我说八，谁对八，哪个鼻子长又大？
你说八，我对八，大象鼻子长又大。
我说九，谁对九，哪个天天沙漠里走？
你说九，我对九，骆驼天天沙漠里走。
我说十，谁对十，哪个耕地有本事？
你说十，我对十，黄牛耕地有本事。

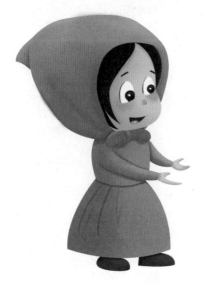
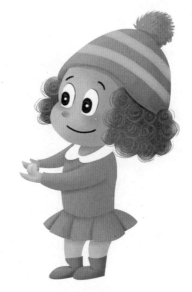

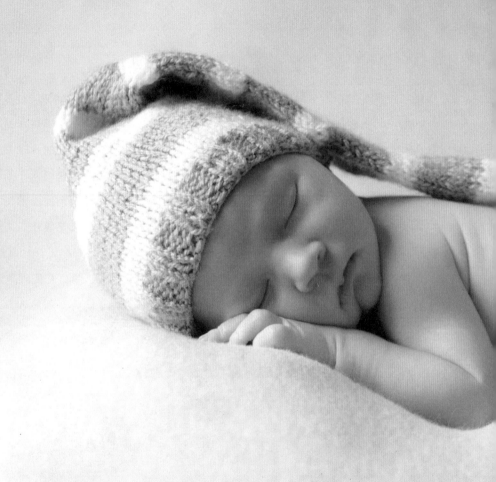

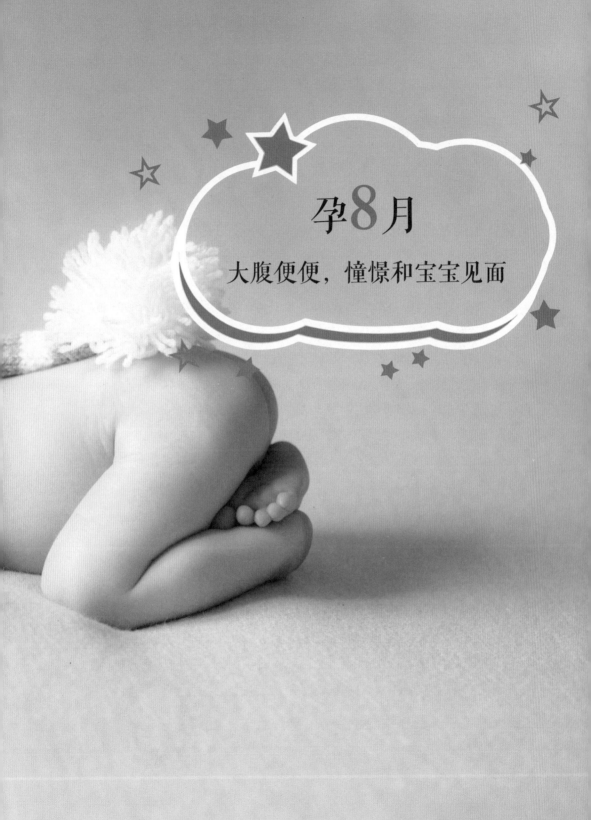

孕8月

大腹便便，憧憬和宝宝见面

变得光润又饱满

本周胎宝宝体重将达到1 300克，身体长度为38厘米，头到臀的部位占了全身比较大的比例。

✓ 身体机能发育情况

胎宝宝的大脑进入了一个比较特别的时期，感觉器官和肢体与大脑的互动逐渐频繁，感官获得的刺激传达到大脑，接着大脑处理这些信息，最后给身体做出指示，给出相应的反应，身体的反应和动作反过来又会刺激大脑发育，所以大脑现在的发育动力非常充足，在这个时候，有数十亿的脑神经细胞正在形成，而大脑的发育也让感觉系统更敏感，胎宝宝的听力和视力会更加好、更加敏感。

大脑脑神经细胞的形成，让胎宝宝的头部持续增大，增大得比其他部位都要重。头部重量重于其他部位，这样也利于入盆的时候头部朝下，形成正常的胎位，使生产的时候更顺利。不过现在的胎宝宝还是有时头朝下，有时头朝上，最终固定在头朝下的体位还需要几周时间。

✓ 外形的变化

现在胎宝宝越来越接近新生儿的模样了，头发、手指、脚趾、眼睑毛等微小部分样样俱全，反应能力也接近新生儿，对光照和声音都会有反应。皮下脂肪增长得比较快，在这一周，胎宝宝看上去身体饱满了许多，皮肤虽然还有些小皱巴，但整个身体已经显出光润。

✓ 胎动的情况

随着胎宝宝的长大，子宫不得不继续增大，因此子宫向前挺得更加明显，子宫底上升到了胸与脐之间。子宫虽然增大很多，但是胎宝宝还是占据了子宫中的大部分空间。不过这对他的活动影响还不是很大，所以胎动仍然活跃。

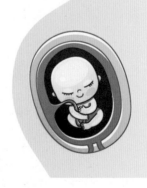

准妈妈要定期做检查

这个月准妈妈要格外关注身体状况，这是一些妊娠疾病的高发阶段，最好能坚持定期产检。

⊘ 孕 29 ~ 36 周每半月检查 1 次

准妈妈从孕 8 月开始到孕 9 月末最好每半月做一次产检。

第六次产检时间：29 ~ 30 周

第七次产检时间：31 ~ 32 周

第八次产检时间：33 ~ 34 周

第九次产检时间：35 ~ 36 周

孕 8 月到孕 9 月产检项目：

	体格检查	测量血压和体重
孕晚期 （29 ~ 36 周）	产科检查	测量宫高、腹围、胎方位、先露入盆情况、骨盆情况
	血、尿常规，B 超	测量胎宝宝宫内发育情况
	心胎监护	一般从怀孕第 28 周开始数胎动，直至分娩。这一时期准妈妈对胎动异常要特别警惕

由于大部分的先兆子痫，会在孕期 28 周以后发生，所以，孕后期你应该重点检查一下血压、蛋白尿、尿糖、心电图、肝胆 B 超等，看看有没有水肿现象。进入孕 8 月，医生还可以通过胎心监护和脐血流图，观察宝宝的情况，比如是否缺氧等。

⊘ 再做一次详细的超声波检查

到了孕期 34 周时，建议准妈妈做一次详细的超声波检查，以评估胎宝宝当时的体重及发育状况并预估胎宝宝至足月生产时的重量。

因为这时，胎宝宝大多数异常均已显而易见。而用超声波检查，可以找到异常情况，除了能知道胎宝宝的发育情况外，还能够判定胎盘位置是否正常。发现胎位是否正常，若不正常还有及时矫正的机会。

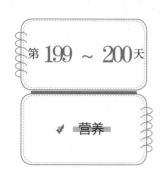

防止营养过剩

进入孕晚期，由于胎宝宝快速生长，许多准妈妈变得胃口极好，常常在不自觉间摄入了太多的营养，须知营养过剩对胎宝宝也是不利的。

✅ 营养过剩的危害

1.对准妈妈健康的危害。摄入营养过多，会使多余的热能转变成脂肪，堆积在准妈妈的体内，造成肥胖，而肥胖是与高血压、心血管病、高血脂、高胆固醇血症和糖尿病密切相关的，是许多疾病的高危因素。

2.容易造成胎宝宝过大。过多的营养可使胎宝宝生长发育加速，成为巨大儿，巨大儿由于身体过胖、肩部过宽，分娩时容易卡在骨盆里，而过度牵拉还容易引发产伤，如锁骨骨折、胸锁乳突肌血肿等。

3.对胎宝宝成人后的健康也有潜在危害。有研究表明，胎宝宝在宫内的营养环境与成人后的慢性疾病，如糖尿病、心脑血管疾病、高血脂等代谢综合征的发生也存在密切关系，巨大儿在成年期患这些疾病的概率比出生体重正常的孩子明显增加。

✅ 如何防止营养过剩

1.养成良好的饮食习惯。可以少食多餐，将一天的总量分成 5 ～ 6 顿进食，吃完饭后应适当地站一站，不要吃完就躺着。

2.控制进食量。最好不要增加主食量，可多吃些辅食，如蔬菜、豆类和肉类食品等。

3.食物品种要多样化。多吃一些新鲜绿色蔬菜，少食高盐、高糖及刺激性食物。

4.烹饪应按照少煎炸，多蒸煮的原则。

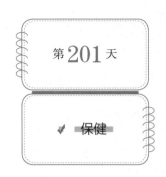

孕晚期运动的注意事项

孕晚期仍要坚持运动，这对顺利分娩和身体健康都有好处，不过鉴于孕晚期身体不便，运动强度和动作幅度都不能太大，准妈妈做运动时要遵循以下原则。

⊘ 安全是首要原则

这时的运动掌握一个总的原则就是平稳和缓，防止运动伤害。准妈妈肚子逐渐突出，身体的重心向前移，背部及腰部的肌肉常处在紧张的状态，这时进行运动的目的就是舒展和活动筋骨，一定要注意安全。

运动时，准妈妈脉搏不要超过140次／分，体温不要超过38℃，时间以30～40分钟为宜。不要久站久坐或长时间走路。孕晚期子宫及胎儿的重量会给准妈妈的脊椎很大压力，引起背部疼痛，因此要尽可能地避免须俯身弯腰的运动。

⊘ 适合孕晚期准妈妈的运动

散步、体操、孕期瑜伽是最适合孕晚期的运动项目。

散步时不要去太远的地方了，也不要单独行动。

体操可以选一些简单的伸展运动，比如坐在垫子上屈伸双腿，平躺下来轻轻扭动骨盆等简单动作。这些动作虽小，但是作用显著，可以加强骨盆关节和腰部肌肉的柔软性，既能松弛骨盆和腰部关节，还可以使产道出口肌肉柔软，同时还能锻炼下腹部肌肉，有利于顺产。

孕期瑜伽可不是要去挑战高难度的动作，最主要的是进行呼吸吐纳的练习，这对分娩时调整呼吸很有帮助。

⊘ 留心运动后的不良反应

准妈妈在运动或做其他需要体力的活动时，要随时关注自己身体的反应，一旦出现不良反应，应注意休息，千万不要勉强自己。

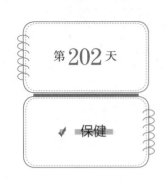

孕晚期可以进行性生活吗

一般来说孕8月是可以进行性生活的，但要减少性生活次数，以每月1～4次为好，以免发生意外。性交时间要缩短，动作要柔和。但是进入孕期的最后一个月，准妈妈要绝对禁止过性生活。

✓ 为什么孕晚期性生活要谨慎

进入孕后期，胎宝宝生长迅速，子宫增大很明显，胎膜里的羊水量也日渐增多，张力也随之加大，在性生活中稍有不慎，就可能导致胎膜早破，致使羊水大量地流出，使胎宝宝的生活环境发生变化，活动受到限制，子宫壁紧裹于胎体，直接引起胎宝宝宫内缺氧，引起早产。

所以，孕晚期尽量少过性生活，尤其是孕期的最后一个月，准妈妈子宫已经变得很大，对外来的刺激非常敏感。孕36周以后，子宫口逐渐张开，随时会出现分娩征兆，如果这时进行性生活，很容易使胎膜发生破裂、羊水受到感染或子宫收缩而引起早产。

为了不影响准妈妈和胎宝宝的健康，夫妻间不但要学会克制情感，而且最好分床睡，以免不必要的性刺激。

✓ 如何性生活更安全

孕晚期，准妈妈和准爸爸除了要将性生活的次数减少外，还要注意体位，最好采用准爸从背后抱住孕妈的后侧位。这样不会压迫孕妈的腹部，也可减少准妈妈的运动量。另外，每次性生活的时候不宜过长，动作要轻柔，避免给予机械性的强刺激，以免引起子宫强烈收缩。

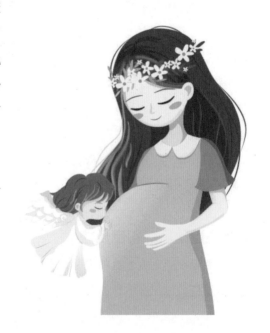

用联想法教胎宝宝学算术

用联想法教胎宝宝学习即准妈妈通过深刻的视觉印象，将数字、图形的形状和颜色，以及准妈妈的声音一起传递给胎宝宝，孕晚期可以加大对算术的联想。

⊘ 先认数字

教数字时，准妈妈集中注意力凝视其形状及颜色，让其在头脑中留下鲜明的印象，然后由"1"联想起来各种事物，如"铅笔""电线杆""火柴棍""英文字母I"等。另外，准妈妈可以用具体的"物"来表示"1"，如一个苹果、一只猫、一个盘子……

同样的办法教"2"，当然，不要忘记清楚地发好数字的读音。

⊘ 开始算术

以数字8为例，准妈妈可以先想象8的形状，像个葫芦，然后联想与8有关的数字，进行各个数字的组合，比如进行加减法运算：4 + 4=8，5 + 3=8，6 + 2=8，8-1=7，8-2=6，8-3=5等，还可以将每个数字都想象成不同的颜色，假象脑海中有一张图画纸，一支可以变换颜色的笔，然后假象自己正在把这些算式写在纸上，这样下来，很快就能将运算方式理解得更透彻。

按照这种方法，每天教5个数字的加减运算，忙的时候可以只教2个到3个，加减法熟悉后，可以再教乘除运算，按同样的方式假想算式，并假想正在写到纸上，运算不用太复杂，只要认为能传递给胎宝宝即可。

此外，准妈妈还可以将实物与联想结合起来运用，例如，在一个苹果的旁边再放一个苹果，就变成两个苹果，想象算式"1 + 1=2"。

当想到什么时，可以同步说出来，这样更能集中注意力。

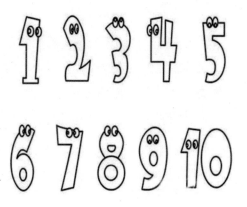

胎位相对固定了

本周胎宝宝体重迅速增加,最高可达到1500克,身长在本周达到42厘米。

✓ 身体机能发育情况

大脑和神经系统仍在高速发育,神经系统已经四通八达,大脑向颅骨外推,折叠形成了更多的沟回,头部更大了。随着大脑和神经系统的发育,感觉器官能力更强,首先视觉能力已经发育到能辨认和追踪光源了。适应了光照胎教的胎宝宝,不会再把头转开了,而是脸部跟着光源转动。眼睛会随着光线的明暗做出变化,明亮时闭上,昏暗时睁开,睁开的时候,大概可以看清子宫中的情景;其次,听觉能力达到了相当高的程度,会主动倾听来自外界的声音,最熟悉和最喜欢听到的声音是妈妈的,妈妈的声音对他有明显的安慰作用。

生殖器官发育也还没有最后完成,男宝宝的睾丸仍在腹腔中,开始沿着腹股沟向阴囊下降,进入阴囊还需要一段时间,有的要在出生后一段时间后才能完成这一步,女宝宝的阴蒂突出,能够通过B超看到了,而覆盖阴蒂的小阴唇还没有最后形成。

✓ 外形的变化

胎宝宝体重的增加很大一部分功劳来自皮下脂肪的增加,现在的皮下脂肪已经蓄积到了比较理想的状态,皮肤褶皱不那么多了,慢慢变得平滑起来,胎宝宝就显得光润、可爱了。

✓ 胎动减少

由于胎宝宝的体型变大了,子宫里的活动空间更显小了,此后胎宝宝在子宫中的位置就相对固定了,胎动动作也比较受限制了,比如转动、翻身等大动作不再像以前那么多了。

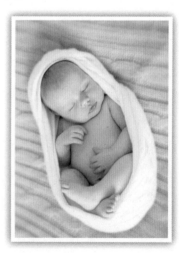

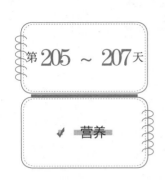

孕晚期的营养原则

进入到孕晚期之后，准妈妈的饮食应结合孕晚期的特点，需要在孕中期饮食的基础上，进行相应的调整。

☺ 增加蛋白质的摄入

此时期是蛋白质在体内储存相对较多的时期，其中胎宝宝存留的蛋白质约为 170 克，母体存留的蛋白质约为 375 克，这就要求准妈妈饮食蛋白质的供给比孕前时增加 25 克，应多摄入动物性食物和大豆类食物。

☺ 供给充足的必需脂肪酸

此时期是胎宝宝大脑细胞增值的高峰期，需要提供充足的必需脂肪酸，如花生四烯酸，以满足大脑发育所需。准妈妈还应该多吃海鱼可利于 DHA 的供给。

☺ 增加钙和铁的摄入

胎宝宝体内的钙一半以上是在孕后期贮存的，准妈妈应每日摄入 1 500 毫克的钙，同时补充适量的维生素 D。胎宝宝的肝脏在此期以每天 5 毫克的速度贮存铁，直至出生时达到 300 ～ 400 毫克的铁质，准妈妈应每天摄入铁达到 28 毫克，且应多摄入来自于动物性食品的血色素型的铁。

☺ 摄入充足的维生素

孕晚期准妈妈身体需要充足的水溶性维生素，尤其是硫胺素，如果缺乏则容易引起呕吐、倦怠，并在分娩时子宫收缩乏力，导致产程延缓。

☺ 热量适当限制

热量的供给量与孕中期相同，不需要补充过多，尤其在孕晚期最后 1 个月，要适当限制饱和。

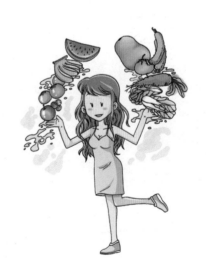

孕晚期心慌气短怎么办

准妈妈都了孕晚期之后，经常会觉得心慌气短，稍微动一动就心跳加速，大口喘粗气，常常会感到很疲惫。

✓ 孕晚期易心慌气短的原因

孕晚期，准妈妈全身的血容量比未孕时增加40%～50%，心率每分钟增加10～15次，心脏的排出量增加了25%～30%，心脏的工作量比未孕时明显加大。

此外，孕晚期子宫推挤心脏向左上方移位，再加上体重增加、新陈代谢旺盛，更加重了心脏的负担。

为了完成超额的工作量，人体会加深加快呼吸来增加肺的通气量，以获取更多的氧气和排出更多的二氧化碳，因此准妈妈到孕晚期时常有心慌气短的感觉。

✓ 心慌气短怎么办

当出现心慌气短时，准妈妈不妨试着做一下深呼吸，有意识地放慢呼吸，如果觉得仍然很难受，就停下来休息一下。

血液中红细胞减少、血色素减低即贫血，有时也会引起心慌，通过血常规检查很容易发现。如果出现贫血应该多吃富含铁的食物，有时可能还需要口服铁剂。

如果休息后仍不能缓解，准妈妈则应考虑疾病的可能，如围产期心肌病，该病心慌、气短主要发生于夜间，半夜常因胸闷不能入眠而坐起呼吸，或者经常感到胸痛，此时准妈妈应及时去请教医生。

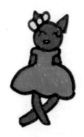

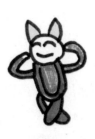

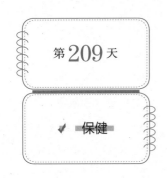

防止异常宫缩

正常情况下，孕8月准妈妈不会出现宫缩，假宫缩也很少，此时出现异常的宫缩多半是因为受到外力的影响，为防止发生异常宫缩，准妈妈需要在日常生活中多加注意。

1.避免外力撞击腹部，腹部受到撞击时，不但会压迫到子宫内的胎儿，也会因疼痛、惊吓导致子宫内血液供给变少，引起宫缩，严重的撞击甚至还会造成胎盘早期剥离，危及准妈妈与胎儿的生命。

2.不要提重物，在孕晚期，提搬重物或搬运物品时，会在腰及下腹部用力，引起腹部的压迫及子宫的充血，引起宫缩。

3.避免过于疲劳，身体处于长期的摇晃状态、从事激烈的运动，会导致宫缩。

4.放松心情，准妈妈长期处于过度紧张与疲劳的环境下也较容易出现频密的宫缩，压力积攒后也容易出现腹部变硬。

5.谨慎性生活，剧烈的性交动作及射精容易引发子宫收缩，男上女下的姿势也会压迫腹中胎儿。

6.防止着凉，空调使下肢和腰部过于寒冷，也容易引起宫缩。防止着凉也很重要，准妈妈在家也应该穿上袜子，盖上毯子。

出现异常宫缩时，应及时就医。

> 贴心提示
>
> 如果在怀孕24～37周时，准妈妈突然发生持续的子宫收缩，频率在每20分钟4次以上，或一小时8次以上，这常常是早产的信号之一。

欣赏名画《金色的秋天》

《金色的秋天》是俄国杰出的的写生画家、现实主义风景画大师列维坦（1860—1900）的名画。在画中，作家用洗练的笔调，充沛的感情展现了俄罗斯大地上的秋景。

秋天是收获的季节，一条小河将田野分为两片，近处的田野已经黄多绿少，而远处在黄色的包围中，凸出了两块较浓的绿色块。而田野上的树木则全部变成了金黄色。再向天空望去，秋高气爽，蓝天白云，开阔的气象跃然纸上。

在欣赏这幅名画时，你一定也对即将到来的"收获"越来越有期待了，告诉胎宝宝，你希望他（她）健康快乐地成长并到来吧！

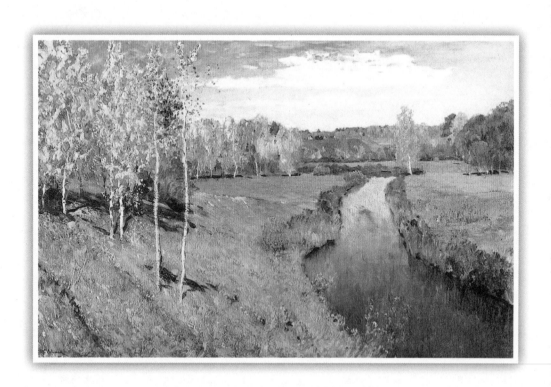

内脏器官基本都发育完全

本周胎宝宝的体重和身长略有增长，体重约1600克，身长大约为44厘米。

✓ 身体机能的发育情况

胎宝宝的主要内脏器官基本都发育完全，胃、肠、肾等功能可以媲美出生以后的水平，消化液正在练习分泌，膀胱在加紧练习储存小便和排泄小便的本领，骨骼、关节很发达，免疫系统也相应发育。

最关键的是肺部发育基本完成，肺泡表面的活性物质已经合成，这种物质是肺泡膨胀张开不可缺少的，是宝宝将来实现自主呼吸的关键物质。这种物质非常重要，合成之后，胎宝宝出生就能进行自主呼吸了，即使此时出生，也可以啼哭，可以自主呼吸了。在体内，胎儿的各个器官继续发育完善，肺和胃肠接近成熟，并具备了呼吸能力和分泌消化液的能力。

现在，胎宝宝的大脑反应更快、控制身体更自如了，能够熟练地转头，随意地睁眼、闭眼，当有光线进入子宫的时候，还会把手伸向光源，做出触摸的动作，好像想摸摸光线一样。当宝宝伸出手的时候，通过B超可以清晰地看到手指被指甲完美得保护起来了。

✓ 外形的变化

在本周，胎宝宝的皮下脂肪更加丰富了。皮下脂肪增厚，将皮肤下的血管都遮挡住了，因此皮肤逐渐由红色变成了粉红色，更像一个新生儿了。

✓ 其他变化

进入孕31周，子宫里的羊水有所减少，胎动幅度继续受限制，而且这种限制会一直持续下去，并且越来越大，明显胎动的次数将越来越少。虽然次数减少，但胎动仍然有规律，准妈妈还是要继续关注胎动。

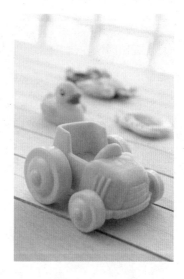

如何预防妊娠高血压疾病

进入孕晚期，准妈妈尤其是被判断为妊娠高血压风险较高的准妈妈一定要做好妊娠高血压的防治工作。

⊘ 坚持做产前检查

身材矮胖、贫血、营养不良、工作紧张或有高血压家族史的准妈妈，要密切注意高血压的防治。在孕中、后期要常测量血压、体重、尿蛋白。

⊘ 注意饮食调节

易患妊娠期高血压疾病的准妈妈的饮食应遵循三高一低的原则，即高蛋白、高钙、高钾及低钠饮食，具体来说，准妈妈应多吃鱼、肉、蛋、奶及新鲜蔬菜，少食过咸食物，全身浮肿的准妈妈应限制食盐。同时，尽量避免紧张、焦虑、发怒、劳累等，以防血压上升。

⊘ 做好日常保健

1. 保证休息时间。若发现有轻度的妊娠高血压症状，准妈妈要适当减轻工作，保证充分睡眠，在家休息，必要时住院治疗。

2. 休息及睡眠时取左侧卧位，以减轻右旋的子宫对腹主动脉和下腔静脉的压力，增加回心血量，改善肾血流量增加尿量，并有利于维持正常的子宫胎盘血液循环。

3. 轻度妊高征准妈妈若处理方法正确，病情大多可缓解，但中、重度妊高征患者一经确诊，应住院治疗，积极处理，防止子痫及并发症的发生。

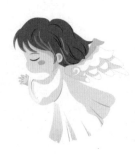

第214天

✔ 营养

怎样吃可以缓解胃部不适

在妊娠的最后三个月，因胎儿逐渐长大，胃部受到挤压，再加上孕酮的影响使肠胃蠕动减缓，食物在胃中时间变长，而且准妈妈的括约肌会比较松弛，导致胃液逆流到食道，从而容易引起胃部不适感，主要表现为胃胀、恶心想吐、喉咙灼烧感等。

⊘ 避免胃灼热，餐次分配很重要

少吃多餐是缓解胃灼热的首选方法。如果一餐吃得太多，那么胃就需要分泌更多的胃酸来消化大量的食物，同时，胃里胀满的食物又会刺激括约肌变得松弛，这样就容易引起食物和胃酸的倒流。

⊘ 哪些食物会引起胃灼热

准妈妈要避免食用以下几类食物，以免引起胃灼热：

酸性水果：橘子、橙子、番茄等含酸多的食物很容易引起胃灼热。

油腻高脂食物：煎炸等油腻食物消化时所用的时间比较长，很容易引起食物和胃酸的倒流。

甜食：蛋糕、巧克力、冰淇淋、糖果等食物很容易令人有饱足感，同时也需要一定时间让胃部进行调整和适应。

刺激性食物：茶、咖啡、醋、辣椒等食物容易刺激胃黏膜，同样会引起胃灼热。

⊘ 缓解胃灼热的其他方法

缓解胃灼热的方法如下：

1. 饭后半小时之内不要卧床；睡前2小时避免进食。

2. 睡觉时尽量将头部垫高，以防胃酸逆流。

3. 如果发现有胃部反流症状，可设法将上半身抬高20度左右。

4. 常喝小米粥对缓解胃部不适也很有帮助。

5. 使用药物中和胃酸，但是一定要在医生的指导下进行。

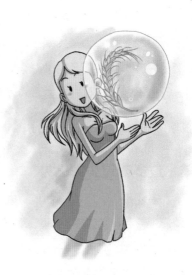

羊水过多、过少怎么办

羊水是胎儿在子宫生长的重要元素，过多和过少都不好。羊水在整个孕期时是逐渐增加的，在孕早、中期，主要关注是否过多，妊娠晚期主要关注是否过少。

当腹围、宫高不符合正常指标的时候，医生可能会安排准妈妈做B超，进一步确定羊水量。B超检查羊水最大池深度大于8厘米，羊水指数大于18为羊水过多，孕晚期若羊水最大池深小于或等于2厘米，羊水指数小于或等于8厘米就为羊水过少。

✓ 羊水过多的危害

羊水过多的孕妇易并发胎位异常。因子宫张力大，容易发生早产、胎膜早破。胎膜破裂时，羊水大量涌出，脐带可随之冲出，导致脐带脱垂。另外，大量羊水迅速流出，子宫容积骤然变小，子宫收缩可引起胎盘早剥。由于子宫肌纤维过度膨胀，产后易发生子宫收缩乏力而导致产后出血。围产儿的死亡率为28%，病死率是正常妊娠的7倍。

✓ 羊水过少的危害

羊水在孕晚期突然减少，多是胎盘功能不良、胎宝宝缺氧的表现。孕晚期必须重视羊水过少的问题，如果得不到纠正，在生产时，子宫收缩的压力会直接作用于胎宝宝，胎宝宝会不舒服，如果挤压到了脐带，则可引起胎宝宝死亡。当准妈妈发现胎宝宝在腹部的漂浮感不明显或者胎动减少，可能是羊水过少，另外出现子宫迅速膨胀，腹部胀痛，行走不便，甚至呼吸困难、不能平卧的状态，可能是急性羊水过多，都需要及时看医生。

✓ 羊水过多或过少怎么办

羊水多还是少，还需要用B超做最终诊断，并通过血生化检验确定胎宝宝的情况，如果畸形，医生会建议终止妊娠，如果正常，医生会采取措施保护胎宝宝。羊水过多的，进行羊膜腔穿刺，放出部分羊水，羊水过少，也做羊膜腔穿刺，注入生理盐水，另外还会指导准妈妈调整饮食来影响羊水量。

第217天

✔ 胎教

观赏《猫和老鼠》

《猫和老鼠》从1940年问世以来，一直是全世界最受欢迎的卡通之一，它陪伴了几代人的成长！同样，这部动画片特别适合在孕期观赏，如果能跟准爸爸一起看，就更好了。

Tom和Jerry是一对搞笑活宝，这对天敌与邻居，在日常生活琐事中，斗个不亦乐乎。傻乎乎的汤姆猫总是自以为是的聪明，而真正精灵的杰瑞老鼠，却总是让汤姆猫聪明反被聪明误。

它们的可爱造型与有趣的故事情节，一定会让你忍俊不禁。欣赏一下这对活宝是怎么的搞笑吧。相信你一定能和胎宝宝在这对活宝的趣味玩耍中，获得愉悦。

关于猫和老鼠，有很多有趣又生动的儿歌，你在孕期可以给胎宝宝朗诵。

一只小老鼠

一只小老鼠，

瞪着小眼珠，

呲着两只小牙，

长着八字胡，

一只小花猫，

喵喵喵喵喵，

吓得老鼠赶快往回跑。

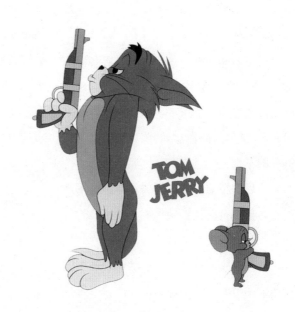

胎毛开始脱落

胎宝宝的体重在本周有大幅度的跃进，有的能达到2 000克左右，不过身长并不会有什么大变化，仍然在44厘米左右。

◔ 身体机能发育情况

胎宝宝的神经系统在本周的变化最大，脑细胞神经通路完全接通，并出现了神经冲动，脂质鞘形成，对神经纤维起到了保护作用，可以使神经冲动更快传递。从此以后，胎宝宝进行复杂学习和运动的能力会逐渐增强，意识也会越来越清楚，对外界的刺激更加敏感，而且开始学会区别白天和黑夜。这段时间准妈妈规律作息对胎宝宝将来形成规律的作息习惯很有好处。

各个器官继续完善着自己。胃肠接近成熟，正在做着分泌消化液"课前"预习。肺每天勤奋地锻炼着"身体"，并且从来没有放弃过对呼吸能力的练习。胎宝宝喝进去的羊水，经过膀胱又排泄到羊水中，为出生后的小便功能进行"彩排"。不用担心，羊水有自我置换功能，胎宝宝的小房子不会受到污染。

大多数胎宝宝在这个时候已经基本固定在头朝下的体位了，为出生做着准备，但也有部分胎宝宝没有这样做。

◔ 外形的变化

胎宝宝的皮下脂肪继续储备，越来越厚实，连原本皱皱巴巴的小脸蛋都变得光润了。这层脂肪在此后的一段时间还会加速储备，这在出生后还有一个用处，就是保暖。从此时起到宝宝出生，胎宝宝的体重至少还会长1 000克左右，这段时间可以看作是宝宝的冲刺阶段。

在这段时间里，胎宝宝的身体、四肢、头部的比例将发育得更协调。此时的胎宝宝胎毛开始脱落，不再像之前一样毛茸茸的了，只在背部和双肩还留有少许，这样在他出生后就不会显得毛茸茸的了。脱落的胎毛会被胎宝宝吞下去，最后形成胎便储存在肠道里。

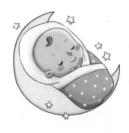

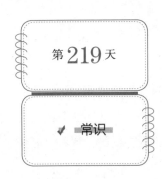

产前抑郁的危害及预防

产前抑郁是每个准妈妈都可能遇到的问题，也是准妈妈面对即将到来的重大变化的一种正常反应，无需过度紧张，只要及时发现、及早干预和调节，就能恢复正常，如果任其发展到抑郁症，治疗起来就比较困难。

✓ 产前抑郁的危害

焦虑虽然是精神、心理问题，但是会严重影响身体健康，产前焦虑过度甚至会导致早产、流产等严重问题，另外焦虑可扰乱激素分泌，使得胎儿宫内缺氧或出现产力不足等现象发生。

✓ 如何缓解产前抑郁

1.多跟亲人、朋友尤其是已生育过的好朋友等倾诉自己的焦虑，把自己担心的事说出来，她们会给出切实、有效的建议或意见。即使不能，当了解到其他任何怀孕的女性都会有各种问题，那么自己的忧虑就会少一点。

2.对生产的恐惧多来源于各种影视剧对生产的渲染，也有些是听说了生产的意外事故而心生恐惧。其实，影视剧出于艺术效果的考虑都有所夸大，而现代因为生产而发生严重事故的比例很小，整个生产过程都有医生控制，生产的危险性在现代已经降到了很低，大多数母婴都是安全的，完全不用为此担心。

3.学习孕产知识，对生产的恐惧最根本的原因还是对孕产的无知导致的，准妈妈可以看一些孕产书、电视节目等，当充分了解了生产是怎么一回事。

4.学会转移注意力。不要老想着生产的事,可以将注意力集中在跟生产相关的事上,考虑生产过程中可能遇到的问题，并决定每个问题的解决方法。充分的准备工作可以给自己很大的信心，也能帮自己将恐惧感转移出去。

> 贴心提示
>
> 产前抑郁跟抑郁症之间还是有很大的差别的，正常人偶尔有点抑郁的情绪很正常，学会排解就能走出低谷。所以准妈妈也不要夸大了自己的抑郁，以免给自己以负面的心理暗示。

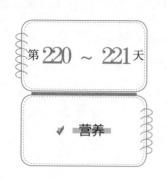

依据食物优劣排出进食主次

不同的食物所含营养成本不同，因此营养价值也有高下之分，对人体的作用有主次、先后之别。孕晚期的准妈妈胃容量减小，在选择食物的时候就要注意按照食物的营养价值进行排序，优先摄入主要的、营养价值高的食物。

就食物种类来说，水最重要，以下依次是蔬菜、粮食、水果、奶类、豆类、蛋类、肉类、油脂类，每个种类越来越少。其中，水以自来水烧开的白开水最佳，矿物质含量适中，微生物、细菌含量少，最接近人体体液，矿泉水矿物质含量偏高，纯净水矿物质含量偏低，不宜长期饮用，另外营养水、饮料、茶水要少喝。其余的种类，每个种类的食物又都可以依据颜色来划分优劣，排座次，安排进食主次：

1. 蔬菜。绿色蔬菜每天的需要量最多，其下依次是白色、黄色、红色、黑色，最后是紫色。

2. 肉类、蛋类。白色肉是最优质、最主要的，应摄入最多，包括鱼肉、鸡肉，其次是红色肉，包括猪、牛、羊，黄色肉如肥肉摄入应最少。

3. 主食。白色的大米、小麦粉是主要的，黄、绿、红、黑、紫色的主食要依次减少。

4. 水果。黄色为主要的，如橙子、柚子、梨子，绿色、红色、白色、紫色、黑色依次减少。

选择有主有次，进食有优先有靠后，不过并不是二者择一，一种食物即使营养价值再高，也不可能提供全部营养，还是要多种结合，所以孕晚期准妈妈进食的原则是，不能用次要食物取代主要食物，但也不能不吃次要食物。

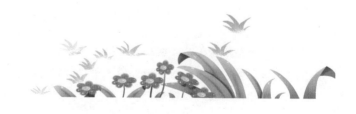

孕晚期运动禁忌

到了孕晚期，准妈妈的肚子变得越来越大，行动也越来越不便，但还是应该坚持运动，否则肌肉和韧带容易僵化，体力也会下降，到分娩时很有可能会体力不支，使产程延长。孕晚期的运动要非常注意安全，尤其要注意以下这些禁忌。

✓ 不宜过急

临近产期，此时的运动应以缓慢为原则，建议选择舒展运动，加强盆底肌肉训练，同时加强腿部、手臂等肌肉训练，为分娩做好体能和肌肉训练。如散步、做孕妇体操等，动作要慢，时间也不宜过长，避免剧烈运动导致胎宝宝早产。像骑车、滑雪等需要用到腰腹力量的运动，不适合准妈妈。

✓ 不宜跑步

跑步属于激烈运动，震动性较大，剧烈的颠簸是早产的致命因素。所以这时候准妈妈千万不能再跑步了，无论是在平地上还是在跑步机上。即使在有些紧急情况下，比如赶公车，也不能像孕前那样争先恐后了，要时时刻刻为腹中的胎宝宝着想。

✓ 不宜打球

羽毛球、网球、乒乓球等运动都属于瞬间爆发力极大的运动，突然用力会引起胎动不安，严重的会导致流产。即使不流产，岔气腹痛也是非常难受的。

✓ 不宜攀高

准妈妈一定要避免爬上爬下的运动，比如踩着凳子从高处拿东西或晾晒衣物，一是容易摔倒，二是腰腹部受到拉扯容易伤及腹中的胎宝宝。取高处的东西一定要借助工具或者让家人代劳，另外，爬楼梯也属于攀高运动，所以在上下楼时也要特别小心。至于爬山等运动，就更是想也不要再想了。

✓ 不宜远行

进入孕晚期，准妈妈的活动范围也要适当缩小，即使是散步，也只在离家较近的范围活动就可以了，远离人群的地方不要去，离家或离医院太远的地方也不要再去了。

> **贴心提示**
>
> 有些小区有专门的健身区域，里面的体育设施不是专门针对准妈妈设计的，而且多为铁制器材，容易磕碰到，所以准妈妈最好不要使用。

洗头、洗澡要小心

准妈妈汗腺及皮脂腺分泌旺盛，因此需要勤洗澡和洗头，以保持皮肤清洁，准妈妈洗澡要注意安全。

⊘ 准妈妈如何洗头

1.洗头的频率不宜过勤。中性或油性头发的准妈妈可每周洗头1～2次，干性头发的准妈妈每周洗一次即可。

2.最好是白天洗头，如果是晚上洗头，则要早洗，等头发干后再入睡。

3.注意洗发的姿势，短发的准妈妈头发比较好洗，可坐在高度适宜，可让膝盖弯成90度的椅子上，头往前倾，慢慢地清洗；长发的准妈妈最好坐在有靠背的椅子上，请准爸爸帮忙冲洗。

4.洗头后，准妈妈可以利用干发帽、干发巾将头发吸干，由于干发帽和干发巾的吸水性强、透气性佳，所以很快就能弄干头发。最好不要使用吹风机，即使要用，也应调到冷风档，不要紧贴着头皮吹。

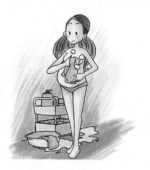

⊘ 准妈妈如何洗澡

1.洗澡的水温应适中。水温控制在38℃左右，不宜过冷也不宜过热，不能蒸桑拿，水温过热使母体体温暂时升高，破坏羊水的恒温，对胎儿的脑细胞造成危害，水温过凉也会早产的危险。

2.最好淋浴。准妈妈阴道内具有灭菌作用的酸性分泌物减少，体内的自然防御机能降低，对外来病菌的杀伤力大大降低，泡在水里有可能引起病菌感染，因此孕期最好采取淋浴方式洗澡。

3.洗澡时间不宜过长。每次洗澡时间以15分钟左右为宜，尤其不要长时间用热水冲淋腹部。

4.在家洗澡时不要锁浴室门。在洗澡时要注意室内的通风，避免晕厥，如果是在家里洗澡的话，最好不要锁门，以防万一晕倒、摔倒可得到及时救护。

第224天

✔ 胎教

制作闪光卡片

闪光卡片就是用色彩笔写上字母、文字、数字的纸片，制作卡片时，因为在色彩上很醒目，因此我们将它称作闪光卡片。

闪光卡片可以帮助准妈妈强化意念和集中注意力，并让准妈妈获得明确的视觉感，从而获得比较好的胎教效果。

✓ 准备材料

1.打印纸或彩色硬纸。

2.彩色笔，可选择那些线条稍微粗一些的。

3.还要准备一支铅笔及钢笔或黑色签字笔。

✓ 制作步骤

1.把打印纸或硬纸裁剪成等大的正方形。

2.在卡片上用铅笔写下想要教胎宝宝的内容，可以是数字以及用这些数字进行加法、减法、乘法、除法算式等，也可以是字母或者文字图画。

3.钢笔或者黑色签字笔定形、勾边，使胎教内容的边缘具有醒目和有利于区别的作用。

4.用彩色笔美化、描边。

贴心提示

制作卡片时候，要注意颜色搭配，最好主题用比较显眼的色彩，周围的色调可以是安静的自然色，在进行胎教的过程中，这可以强化准妈妈的意念和集中注意力，并促使准妈妈获得明确的视觉感。

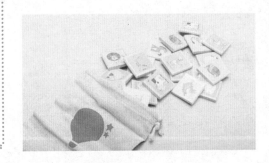

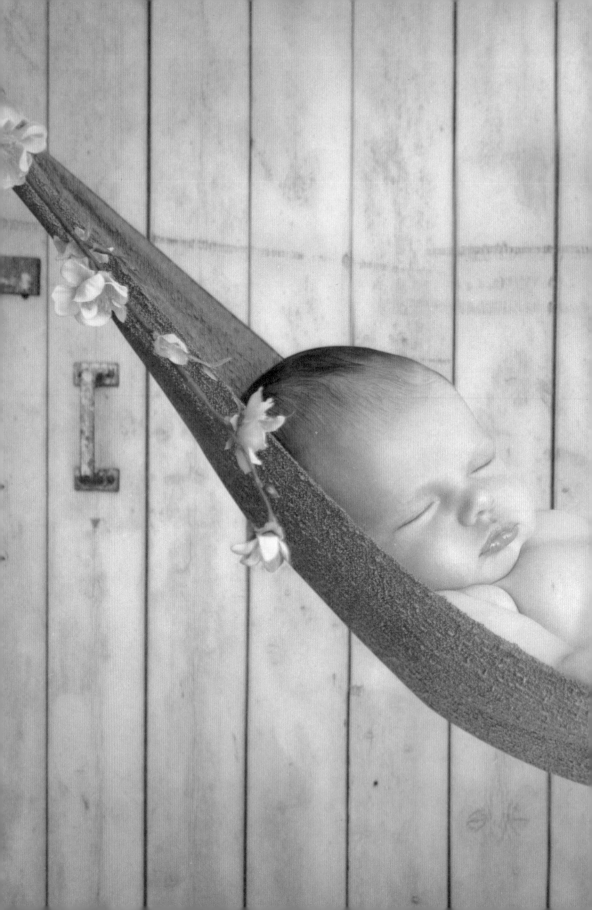

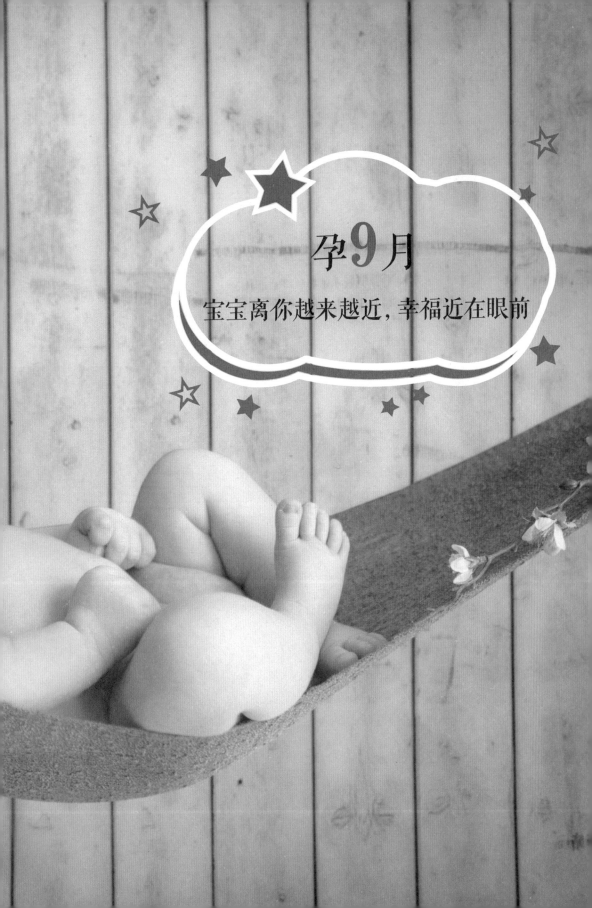

孕9月

宝宝离你越来越近，幸福近在眼前

胎宝宝骨架已完全形成

孕33周的胎宝宝迅速增长，身长长到了45厘米，体重约有2 200克，子宫内已经没有多少活动空间了。

☑ 身体机能发育情况

本周，胎宝宝骨架已完全形成，不过骨头仍然柔软易折，尤其是头骨，非常软，而且每块头骨之间都有空隙。较软的骨质和头骨间的缝隙可以让胎宝宝在通过产道的时候有更大的伸缩空间，可以让生产更顺利。

胎宝宝的生殖器发育有了进步，大多数的男宝宝的睾丸降到阴囊里了，女宝宝的外阴唇明显隆起，左右相互紧贴在一起，到这个时候，胎宝宝的生殖器发育已接近成熟。要提醒一下的是，不要为了寻找胎宝宝的睾丸而长时间照B超，探头的热度可能会损害胎宝宝的生殖健康。

到了孕33周，如果是第一胎，胎宝宝的头部就会开始向骨盆下降，到最后紧紧压在子宫颈上。如果不是第一胎，就会等到34周才开始入盆。完全入盆后，再想转变胎位就不可能了，只能接受现实，考虑与现有胎位相应的生产方法了。

☑ 外形的变化

本周起，胎宝宝的体重还会快速增加，增长总量比此前这么长的时间里的增长总量还要多，不能不承认是在冲刺。皮下脂肪增加非常迅速，身体真正变得滚圆，远离了又红又皱的状态。不过也有的胎宝宝营养吸收不良，在出生时还像一个小老头似的，需要喂养一段时间才能追上其他的宝宝。

有的胎宝宝在此时头发已经非常浓密，不过也有的胎宝宝仍然比较稀少，手指甲和脚趾甲长很长了，不过还不足以完全覆盖住手指头和脚趾头。

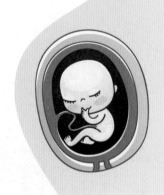

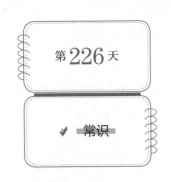

胎宝宝发育迟缓怎么办

胎宝宝官内发育迟缓，也称为胎盘功能不良综合征，是指孕37周后，胎宝宝出生体重小于2 500克，或低于同孕平均体重的两个标准差。

⊘ 宫内发育迟缓的危害

胎宝宝官内发育迟缓不仅影响胎宝宝的正常发育，还影响儿童期及青春期的体能与智能发育。所以，如果胎宝宝发育迟缓，准妈妈需在医生指导下悉心调养保胎。

⊘ 导致宫内发育迟缓的原因

遗传因素：40%的胎宝宝官内发育迟缓来自双亲遗传因素，尤以母亲遗传影响较大。

营养因素：准妈妈营养不良，尤其是蛋白质和能量不足，或缺乏微量元素等等。

慢性血管疾病：如妊娠高血压疾病，可影响子官胎盘血流及其功能，胎宝宝因长期缺血和营养不良，造成官内发育迟缓。

妊娠并发症：严重贫血、多胎妊娠、严重心脏症、产前出血等并发症状可导致胎宝宝官内发育迟缓。

⊘ 准妈妈怎么做

确诊为胎宝宝官内发育迟缓的准妈妈，不必过于惊慌，只需在医生指导下进行休养治疗即可。另外，准妈妈要注意：

1. 禁烟、戒酒；

2. 卧床休息，采取侧卧位，使官体松弛，血管扩张，以利于改善胎盘血液供应；

3. 补充营养，除食疗外，还可输注葡萄糖溶液及氨基酸等，以促进胎宝宝生长发育；

4. 每天给予间断吸氧，预防或缓解胎宝宝官内缺氧。

> **贴心提示**
>
> 宫内发育迟缓的宝宝，出生后只要注意调养，也会跟其他宝宝一样健康成长，准妈妈不必为此过于忧心。

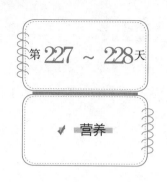

合理安排晚餐更好眠

到了孕晚期，很多准妈妈会出现睡眠不好的问题，本来就存在睡眠问题的，孕晚期则可能加重。调整饮食习惯，对睡眠可能有好处，不妨尝试一下。

⊘ 晚餐的量要控制，不能吃得太多、太少

吃得太多，会因为消化不良、胃胀而彻夜难眠，吃得太少，则会因为饥饿感、胃烧灼而无法入睡。

⊘ 晚餐忌油腻，宜清淡

很多准妈妈都是早餐没时间吃，草草了事，午餐在单位解决，担心营养不够，于是就把晚餐安排得非常丰富，以补充早、午餐的不足，但这样做却很容易影响睡眠。丰盛的晚餐，一方面是准妈妈会不自觉吃得太多，另一方面一般都比较油腻，难消化的食物居多。为此，准妈妈还是把营养丰富的食物尽量安排在早上和中午，晚上最好吃些清淡食物。

⊘ 晚餐不吃胀气食物

豆类食物、包心菜、洋葱、绿花椰菜、球芽甘蓝、青椒、茄子、马铃薯、地瓜、芋头、玉米、香蕉、面包、柑橘类水果、柚子和添加了山梨糖醇的饮料及甜点都可能导致胀气，影响睡眠，晚餐或睡前点心都不要吃。

⊘ 睡前不喝含咖啡因的饮料

咖啡容易导致失眠，人尽皆知，而且准妈妈一般都有自觉不会再喝了，但是还有些饮料如茶水、可可、巧克力也都含有咖啡因，会导致失眠，睡前就不能再喝了，如果对咖啡因敏感，从下午就不能再接触，可能仅仅一杯热可可也会让准妈妈辗转反侧一整夜。

防止胎儿缺氧

准妈妈多做深呼吸，胎宝宝一般都能平安度过十个月，准妈妈无须太担心，只是要注意定期做产检，及时发现异常情况。

⊘ 胎宝宝需要更多的氧气

经常生活在新鲜空气中的准妈妈孕育中的胎宝宝胎动更正常，生长发育较好，出生后也比较安静，不易躁动。所以，准妈妈应该尽量给胎宝宝争取一个空气清新、新鲜的环境。

准妈妈应经常开一扇窗或定时开窗换气，让室外的新鲜空气源源不断地进入房间。室外空气质量差时，则要紧闭门窗。如果使用空气加湿器，尽量用纯净水和冷开水，并且天天更换新水。

另外，准妈妈要避免到公共场所和人口稠密的地方去，到室外活动时，尽量选择花草、植物多，空间开阔、空气流通的地方，如公园等。

⊘ 腹式呼吸给胎宝宝新鲜氧气

人的呼吸有胸式呼吸和腹式呼吸两种。胸式呼吸时，只有肺的上半部分在工作，其余几乎 4/5 的肺泡都在休息。腹式呼吸，则可以最大效率的利用肺，所以腹式呼吸能吸入更多的氧气，也就有更多的氧气供给胎宝宝。

腹式呼吸随时随地都能做，开始时，跟胎宝宝打个招呼，比如说："现在妈妈要做腹式呼吸，很快你就可以有更多的新鲜氧气了。"然后边数数，边感觉腹部的起伏，做 5 ~ 10 分钟即可，做完后，跟胎宝宝说："好了，妈妈已经把新鲜空气传给你了，舒不舒服，你要快快长大啊。"有些时候，空气不是那么新鲜，这也不妨碍做腹式呼吸。腹式呼吸总比胸式呼吸能吸入更多的氧气。

贴心提示

胎宝宝突然安静，或一个原本安静的胎宝宝突然躁动不安，胎动低于 10 次 /12 小时或超过 40 次 /12 小时，则有可能胎儿宫内缺氧，只要准妈妈平时注意数胎动，就可以及早发现胎宝宝缺氧的情况，及时去医院诊治避免一些危险。

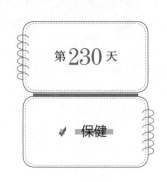

警惕羊水早破

临产时，如果子宫没有出现规律性收缩，以及阴道见红的情况下就发生了羊水破裂，也就是说胎膜在临产前破裂了，这种情况被称为羊水早破，它是产科常见的一种并发症。

✓ 羊水早破原因

1. 胎膜发育不良，如存在羊膜－绒毛膜炎等，造成羊膜腔里压力过大，引起羊水早破。

2. 孕期性生活不慎引起羊膜－绒毛膜感染，特别是精液中的前列腺素可以诱发子宫收缩，导致羊膜腔压力不均匀，引发羊水早破。

3. 准妈妈的子宫颈口松弛，使胎膜受到刺激而引发羊水早破。

4. 胎位不正、骨盆狭窄、头盆不相称、羊水过多、多胎妊娠等，均可以使羊膜腔里压力增大，发生羊水早破。

5. 一些其他因素也可以引起羊水早破，如孕期剧烈咳嗽、猛然大笑或暴怒，以及做重体力活等，都可以使腹腔压力急剧增高，致使胎膜破裂，羊水从阴道流出。

✓ 如何鉴别羊水早破

很多准妈妈不明确自己究竟是羊水早破还是尿液流出时，可以到药店或者医院买特定的试纸来鉴别，将特定的试纸放入阴道里。如果是羊水早破，流在阴道里的羊水会使橘黄色的试纸变成深绿色。如果把试纸拿到医院放在显微镜下观察，可以见到羊水中的小脂肪块和胎毛，这时即可以确定是羊水早破，反之不是。

✓ 羊水早破时的紧急处理

1. 不要再来回走动，立刻平躺下来，在臀部下放置枕头，保持头低臀高的体位。

2. 在外阴垫上一片干净的卫生巾，保持外阴的清洁，千万不可再入浴。

3. 立即叫救护车或由家人送往医院待产。在赶往医院的途中也要采取抬高臀部的平卧姿势。

准爸爸讲有趣的小故事

在怀孕过程中，准爸爸的角色对胎教非常重要。准爸爸参与到胎教中，可以帮助胎宝宝健康发育和情绪稳定。

可爱的小孩

这是一次宠物食品的电话市场调查，接电话的是一个小孩。

市调员：小朋友，你家里有没有养小狗，小猫，小兔子，或是小鸟？

小孩：没有，我妈就生了我一个！

凡是母亲生的都得吃东西

"母狮生下小狮，小狮要吃东西。"

"母狗生下小狗，小狗要吃东西。"

"……"

"那就是说，凡是母亲生的都得吃东西。"

小汤姆想呀想呀，终于找出一个生下来不吃东西的家伙。他告诉老师：

"老师，母鸡生蛋，蛋不吃东西。"

你为什么吃掉他

一个小女孩在公园玩耍时，看见一个挺着大肚子的准妈妈，便走过去指着准妈妈的肚子问道："里面是什么？""是我的小宝宝。"准妈妈笑着说。

"你爱你的小宝宝吗？"小女孩又问。

"当然啦。"

"那你为什么要吃掉他呢？"小女孩大声问道。

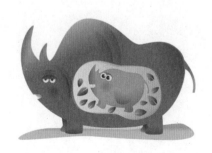

大部分的胎宝宝开始入盆

进入 34 周，胎宝宝的皮下脂肪还在不断蓄积，胎宝宝越长越胖，本周体重会达到 2 300 克左右，身长可达 48 厘米。

大部分的胎宝宝在本周都会开始入盆，一旦全部入盆，胎位就很难再改变。如果还没入盆时胎宝宝胎位不正，仍有改变的机会。不过，胎位无法纠正，也不见得就非得剖官产，很多都能顺产，而且并没有太大的难度，一般医生会根据实际情况作出判断，所以准妈妈可以不必太在意，只要听从医生安排即可。

现在的胎宝宝感受力非常强，如果准妈妈此时总是担心胎位的问题，情绪不良，对胎宝宝影响很不好，所以准妈妈不要受胎位不正的影响，尽量坚持数胎动、做胎教等，让生活一如往常是最好的。

现在胎宝宝的身体骨骼变得结实起来，不过头骨仍然维持较柔软的状态，头骨之间的空隙也不会合上。在这段时间准妈妈要注意不能补钙过头，否则全身骨骼和头骨变得太硬，就很不利于顺产了。

中枢神经系统继续发育，消化系统和排泄系统则逐渐成熟，现在的胎宝宝每天会排出将近 600 毫升的尿液，肾脏制造尿液的能力相当可观。

到这个时候，胎宝宝的生命力已经非常顽强了，如果此时早产，稍加照顾，99% 的胎宝宝都能够很好的存活下来，而且也很少会遗留下与早产相关的健康问题，关于早产的担心，此时可以放下了。不过准妈妈还是要留心，尽量避免早产。

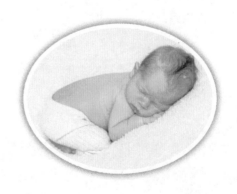

关于骨盆的一些小知识

一般来说，在孕 9 月的第一周或者是第二周，胎宝宝的头部就能入盆了。不过也有因人而异的，晚的可能会在 37 ~ 38 周入盆，还有的可能直到开始生产前都不会入盆。不过即使胎宝宝早早入盆，也不意味着准妈妈就会提前生产。

胎头入盆的时候，由于胎头下降，压迫到了膀胱，准妈妈会觉得尿意频繁，还会感到骨盆和耻骨联合处酸疼不适，不规则宫缩的次数也在增多。这些都表明胎宝宝在逐渐下降。

✓ 骨盆大小跟分娩难易度有关吗

产前检查中很重要的一项是测量骨盆直径，以决定分娩方式。骨盆在结构上有两个直径，前后径短、左右径宽的利于胎宝宝通过，可以自然生产，如果天生骨盆窄小，前后径长、左右径窄，胎宝宝就不易娩出，可选择剖宫产。因此，虽然骨盆的大小对生育没有直接的影响，但骨盆较大有利于自然分娩。

✓ 屁股大的比较好生吗

骨盆是准妈妈进行自然生产的一个重要因素之一，但是，仅从外表目测的臀部大小，不能认定是否影响分娩，因为骨盆的形态无法由肉眼透视，屁股大比较会生宝宝的说法，并不科学。

✓ 生育会让骨盆变形吗

有些妈妈把骨盆的变形原因归在了生育上，认为妊娠后期和生产时骨盆扩大，关节和韧带都会松弛，造成骨盆歪斜了。其实这种说法很片面，生育不会带来这个后果，产后的放任不理，以及缺少运动，再加上一些生活中的不良习惯，才会导致骨盆变大，身材走样。

补锌和维生素 B_1 可增加宫缩力量

充足的锌和维生素 B_1 可在生产时帮助维持子宫的肌肉力量，如果缺乏，可导致子宫收缩无力，使产程延长，胎宝宝缺氧，如果情况严重，需要施行剖宫产。

⊘ 锌可增强子宫收缩力

在孕晚期，准妈妈每天需要的锌为 30 毫克，日常多吃含锌食物，就基本可以满足要求需要注意的是避开影响锌吸收的各种因素。

含锌丰富的食物很多，如瘦肉、猪肝、鱼类、蛋黄等，都要经常食用，另外牡蛎中的锌含量非常丰富，在孕晚期可以适当食用。很多蔬菜、水果、主食中也含有丰富的锌，比如豆类、花生、萝卜、大白菜等，也都要合理食用。需要注意的是吃过多味精，会降低体内锌水平，补铁过度会排挤锌的吸收，所以孕晚期不要吃太多味精，如果服用铁制剂，要格外注意补锌。

⊘ 维生素 B_1 可增加肌肉力量

维生素 B_1，孕晚期每天需要补充 1.8 毫克，食补即可。精制食物中，维生素 B_1 保留很少，搭配粗粮可提高摄入量。另外，提高维生素 B_1 的吸收率很重要，以下做法可以帮助提高吸收率：做米饭不用捞饭的方式，做馒头用酵母发面，不用碱面，吃面条时，不仅仅单吃面，喝些面汤，面条中 50% 的维生素 B_1 已经溶解到了面汤中，这样就可以提高维生素 B_1 的吸收率。

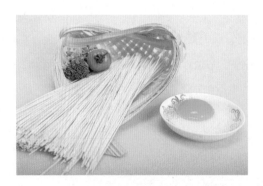

贴心提示

建议准妈妈在孕晚期最好做一个血锌水平的测量，如果缺乏严重，食物补给满足不了时，可根据需要遵医嘱补充锌制剂。

第236天

✔ 护理

练习凯格尔运动，为顺产做准备

凯格尔运动，又称为骨盆运动，是美国的阿诺·凯格尔医师于1948年发明的，用于训练骨盆腔底的肌肉群（又名"凯格尔肌肉"），以达到强化此处肌肉群的功效。

由于膀胱、阴道、子宫等骨盆腔器官就是由骨盆底肌肉群所支撑，所以训练此处肌肉群可以用来预防及治疗因为肌肉群松弛所引起的疾病。怀孕期间及产后多做此运动的好处如下：有效控制产后小便失禁及漏尿；改善直肠区域血液循环、防止便秘、降低痔疮发生概率；有助于会阴切割和撕裂后伤口愈合及产后阴道修复。

✓ 练习方法

提肛运动在坐、卧、站立时均可进行。方法如下：思想集中，收腹，慢慢吸气，同时用意念有意识地向上收提肛门，当肺中的空气尽量呼出后，屏住呼吸并保持收提肛门2～3秒，然后全身放松，让空气自然进入肺中，静息2～3秒，再重复上述动作；同样尽量吸气时收提肛门，然后全身放松，让肺中的空气自然呼出。每日1～2次，每次30下或5分钟。锻炼中要避免急于求成，以感到舒适为宜，关键在于持之以恒。

✓ 练习注意事项

1. 凯格尔在孕期及产后都可以做，只要产后没有撕裂伤、会阴没有疼痛，就可以安排练习。

2. 不要在排尿及膀胱未排空的情况下练习凯格尔运动，否则会增加尿路感染的风险，削弱盆底肌功能。

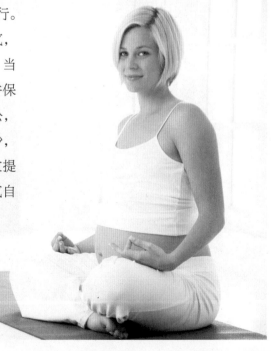

第237天

✓ 保健

锻炼腰背部的肌肉

孕期背痛比较多见，一般发生在晚期，这是因为在孕晚期随着妊娠月份的增加，准妈妈的肚子逐渐突出，使身体的重心向前移，准妈妈的背部及腰部的肌肉常处在紧张的状态。此外，增大的子宫对腰部神经的压迫，也是造成腰背疼痛的原因。

腰酸背痛可以通过小运动缓解：

1.站在椅背后，双手扶椅背，双脚分开与肩同宽，慢慢吸气，踮起脚尖，将身体重量集中在手臂上，腰部挺直，下腹部紧靠椅背，慢慢呼气，放下脚跟，恢复原状。每天早晚各做5～6次。做这个运动时，要注意椅子要放稳当。

2.背部平倚墙壁，脚离开墙面约30厘米，站稳，背部缓慢下滑，直到膝部弯曲达90度停止，再缓缓向上移。膝部变直后，再向下移，每天早晚各做5～6次。做这项运动时，需要有人在旁边守护，另外，鞋底的防滑功能要好。

3.平躺下，双腿弯曲，双足平放，足部与肩部用力，轻轻抬高臀部与背部，然后放低，一上一下反复运动5次为1组。每天5～6次。

这时候运动的目的是舒展和活动筋骨，本着对分娩有利的原则，千万不能过于疲劳。在运动时，准妈妈一定要控制好运动强度，以脉搏不要超过140次/分，体温不要超过38℃，时间在30～40分钟为宜。

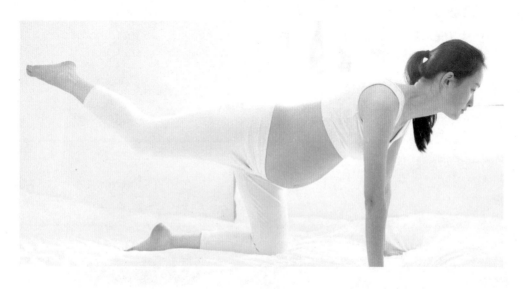

读一读《诗经·邶风·击鼓》

和睦的夫妻关系是让胎教取得良好效果的基础之一。在整个孕期，准妈妈可不要眼里只有胎宝宝而忽视了准爸爸。恰当的浪漫是爱情最好的润滑剂。和准爸爸一起给胎宝宝读一读这首《诗经》中的浪漫诗歌吧，让胎宝宝感受到你们对爱的承诺。

诗经·邶风·击鼓

击鼓其镗（táng），踊跃用兵。

土国城漕，我独南行。

从孙子仲，平陈与宋。

不我以归，忧心有忡。

爰居爰处？爰丧其马？

于以求之？于林之下。

死生契阔，与子成说。

执子之手，与子偕老。

于嗟阔兮，不我活兮。

于嗟洵兮，不我信兮。

执子之手，与子共著。

执子之手，与子同眠。

执子之手，与子偕老。

执子之手，夫复何求？

✓ 赏析

这是一位远征异国、长期不得归家的士兵唱的一首思乡之歌。此诗描写士卒长期征战之悲，无以复加。其中，描写战士感情的"死生契阔，与子成说。执子之手，与子偕老"，在后世也被用来形容夫妻情深。

大部分身体发育都已完成

胎宝宝的身长、体重还在不断增长，孕40周身长约50厘米，体重可达到2500克左右。

胎宝宝的发育都进入了最后的完善阶段，两个肾脏发育完全，肝脏可自行代谢一些东西，指甲继续长长，有的可能已经超过指尖。

准妈妈的子宫壁和腹壁变得很薄，日常的明暗变化，胎宝宝都能感觉得到，如果准妈妈作息规律，宝宝就会逐渐明白当光亮照进腹壁的时候，就是活动的时间，当光亮离开腹部以后，就是休息的时间，这样慢慢也会建立起和准妈妈一致的作息规律，在光亮的时候活动，黑暗的时候休息，出生后带起来就方便很多了。也是因为腹壁和子宫壁变薄的缘故，胎宝宝的动作，即使是一些小动作也很容易发现，这些动作会把腹壁顶得明显突出。胎动动作明显了，有时候甚至能看到胎宝宝的小脚丫或小拳头，但是胎动次数相对少了。

进入35周以后，对胎宝宝的监测要密切起来，最好每周都做一次产检，或者遵医嘱。如果胎位不正，还要特别注意早期破水的情形出现，因为不是头部朝下，产道不能被牢牢卡住，所以特别容易破水。一旦发生破水，马上平卧在床，用枕头垫高臀部，打电话叫急救，不要走路或坐车到医院，以免发生脐带脱垂或宫内感染。

另外，准妈妈要坚持数胎动，每12小时在30次左右为正常，如果每12小时胎动少于20次，则说明胎宝宝可能缺氧了，要尽快到医院做产前监护，少于10次，则要马上到医院就诊。

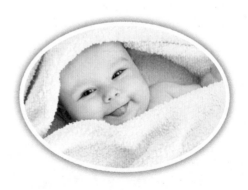

进行胎心监护

准妈妈在孕35周后，每次去医院产检时，医生都要为准妈妈进行胎心监护，这样可以更好更及时地掌握胎宝宝在宫内的状况，一旦发现异常，就能够及时采取有效的急救措施，让胎宝宝顺利娩出。

⊘ 胎心监护的方法

胎心监护（NST）是通过绑在准妈妈身上的两个探头进行的，一个绑在子宫顶端，是压力感受器，其主要作用是了解有无宫缩及宫缩的强度；另一个放置在胎宝宝的胸部或背部，进行胎心的测量。仪器的屏幕上有胎心和宫缩的相应图形显示，准妈妈可以清楚地看到胎宝宝的心跳。另外还有一个按钮，当准妈妈感觉到胎动时可以按压此按钮，机器会自动将胎动记录下来。胎心监护仪将胎心的每个心动周期计算出来的心跳数，依次描记在图纸上以显示胎心基线变异。正常的胎心监护需要做20分钟，20分钟内胎动出现超过3次，每次胎动时胎心加速超过每分钟15次，并且没有频繁的宫缩出现，说明胎宝宝在子宫内的情况良好，报告显示NST（−）。如果报告显示NST(+)，需要继续监测40分钟或1小时进一步确定。

⊘ 胎心监护的注意事项

胎心监护需要在有胎动的时候做，所以准妈妈要提前了解胎动规律，在平时胎动最频繁的时段做胎心监护，效果更好，过程也更顺利。做的时候，选一个自己感觉舒适的姿势，坐、半卧、左侧卧都可以，累了还可以下地走动走动。另外，还要做好打持久战的准备，因为胎宝宝很可能不配合，即使在胎动频繁的时段开始做监护，检测时，胎宝宝可能就不动了，达不到合格标准，就需要延长监护时间，所以准妈妈要做好打持久战的准备。

如果胎动始终没有出现，也可能是胎宝宝睡着了，准妈妈可以晃动一下腹部或轻拍腹壁，唤醒胎宝宝，将监护进行下去。

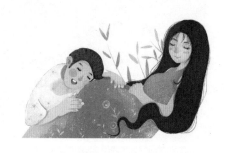

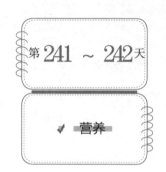

补充蛋白质，产后奶水多

准妈妈在怀孕晚期对蛋白质的需要量最大，此时蛋白质补充不足可能使准妈妈产后身体常出现恢复不良，乳汁稀少，对母子身体都不利。

✓ 蛋白质含量丰富的食物

鸡蛋、猪瘦肉、鸡肉、兔肉、牛肉、鱼类、豆制品、小米、豆类等均含丰富蛋白质。

不过准妈妈需要注意，必须增加优质蛋白质的摄入量，即多食鱼、蛋、奶及豆类制品。相比较而言，动物性蛋白质在人体内吸收利用率较高，而豆和豆制品等植物性蛋白质吸引利用率较差。

✓ 食谱推荐：泥鳅焖豆腐

材料：豆腐 200 克，泥鳅鱼 5 条，干黄花菜 50 克，姜片适量

调料：料酒、盐各适量，芝麻油少许

做法：

1. 干黄花菜泡发洗净；豆腐切成小方块；泥鳅用热水烫死，冷水洗去黏液，再去鳃及肠肚，洗净，切成 5 厘米长的段。

2. 将豆腐、黄花菜、泥鳅、生姜放入锅中，加适量清水，大火煮沸。

3. 加盐、料酒调味，转小火炖约 30 分钟，待泥鳅熟时淋上芝麻油即成。

贴心提示

有的准妈妈害怕孕期蛋白质不够，所以选择补充蛋白质粉，其实，如果身体健康、营养良好，平时多注意摄取富含蛋白质的食物，是不需要额外补充蛋白质粉的，食用蛋白质粉过量可能会导致超重，不利于自然分娩，产后体形恢复也比较慢。

推荐给准妈妈的助顺产食谱

孕妈妈的分娩方式与怀孕后期饮食中的锌的含量有关，每天摄取足量的锌，自然分娩的机会就会加大。这主要是因为锌可加强子宫酶的活性，促进子宫肌收缩，进而在分娩时能把胎儿娩出子宫腔。

⊘ 板栗烧牛肉

原料：牛肉400克，去皮板栗8～10颗，姜片、葱花、食盐、料酒、花生油各适量。

做法：

1.牛肉洗净，入开水锅中焯透，捞出切成块。

2.油锅烧至七成热，下入葱花、姜片，炒出香味后下牛肉块翻炒，再加入食盐、料酒和清水没过牛肉。

3.大火煮至沸腾后，转小火慢炖半小时，放入板栗，烧至牛肉熟烂、板栗绵软时收汁即可。

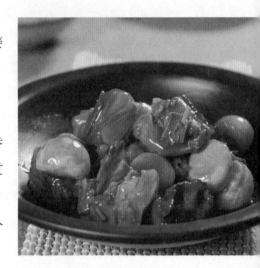

⊘ 双耳牡蛎汤

原料：水发木耳、牡蛎各100克，水发银耳50克，葱姜汁4小匙，高汤、料酒、盐各适量，鸡精、醋、胡椒粉各少许。

做法：

1.将木耳、银耳洗净，撕成小朵；牡蛎放入沸水锅中余焯一下捞出。

2.将锅置于火上，加入高汤烧开，放入木耳、银耳、料酒、葱姜汁、鸡精煮15分钟。

3.倒入牡蛎，加入盐、醋煮熟，加鸡精、胡椒粉调匀即可。

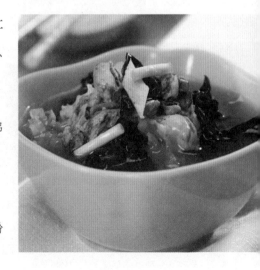

漏尿找上了准妈妈

很多准妈妈都有咳嗽、大笑就发生漏尿的经历，还有很多准妈妈在胎动的时候都会发生漏尿或者刚刚上完厕所就漏尿，这都是正常的，不必觉得尴尬，这是每个准妈妈都会遇到的问题。

越临近分娩，子宫对膀胱的压迫越大，另外，孕晚期松弛素的分泌使得骨盆底肌肉、尿道肌肉更松弛了，尿液不能很好地锁闭在膀胱中，稍微有点压力就可能漏尿。

在有漏尿情况的这段时间，准妈妈要勤上厕所，注意保持阴部的干燥和清洁，可以使用护垫、成人尿布等。护垫和成人尿布要选购质量有保证的正规产品，关键是透气性要好。并且在用的时候勤更换，一张最多能用1～2个小时。如果用成人尿布或护垫而长时间不更换，阴部太潮湿，容易发生细菌感染。其实，与卫生护垫或成人尿布等相比，最适合准妈妈用的还是干净的卫生纸，几层叠起来垫着，透气性、吸湿性都比较好。

锻炼肌肉力量是改善漏尿的最根本的解决办法，准妈妈经常做类似憋尿的动作，锻炼提肛肌、骨盆底肌，在宝宝出生后，松弛激素分泌量减少，肌肉力量恢复，漏尿情况就会改善直至消失了。

除了漏尿，尿频会再次出现，孕早期尿频主要是因为激素的影响，这时候尿频则主要因为子宫对膀胱压迫导致膀胱储存量变小导致的，所以在胎头入盆后，尿频现象变得更严重，准妈妈要勤上厕所，不要憋尿，以免导致尿道炎、膀胱炎等疾病。

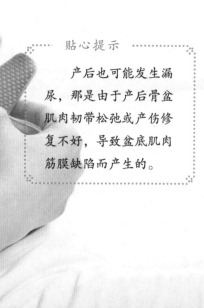

贴心提示

产后也可能发生漏尿，那是由于产后骨盆肌肉韧带松弛或产伤修复不好，导致盆底肌肉筋膜缺陷而产生的。

动动脑筋来推理

5个人来自不同的地方，住不同的房子，养不同的动物，从事不同的职业，喝不同的饮料，喜欢不同的食物。请准妈妈根据以下线索确定谁是养猫的人。

1. 红房子在蓝房子的右边，白房子的左边（不一定紧邻）。

2. 黄房子的主人来自香港，并且他的房子不在最左边。

3. 爱吃比萨的人住在爱喝矿泉水的人的隔壁。

4. 来自北京的人爱喝茅台，住在来自上海的人的隔壁。

5. 做证券分析师的人住在养马人的右边隔壁。

6. 爱喝啤酒的人也爱吃鸡。

7. 绿房子的人养狗。

8. 爱吃面条的人住在养蛇人的隔壁。

9. 来自天津的人的邻居（紧邻）一个爱吃牛肉，另一个来自成都。

10. 养鱼的人住在最右边的房子里。

11. 做平面设计师的人住在做证券分析师的人和做网络工程师的人的中间（紧邻）。

12. 红房子的人爱喝茶。

13. 爱喝葡萄酒的人住在爱吃豆腐的人的右边隔壁。

14. 做建筑工程师的人既不住在做通信工程师的人的隔壁，也不与来自上海的人相邻。

15. 来自上海的人住在左数第二间房子里。

16. 爱喝矿泉水的人住在最中间的房子里。

17. 爱吃面条的人也爱喝葡萄酒。

18. 做网络工程师的人比做证券分析师的人住得靠右。

（答案：养猫的人来自北京）

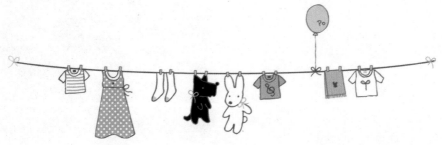

胎宝宝的身体现在接近完美

进入孕36周之后，胎宝宝的身长基本上不会再有多少明显变化。体重在此后仍在快速增长，在本周体重能达到2800克左右。宝宝将来出生的体重，医生现在可以通过B超检查和触摸估计出来，不过有一定的误差，还要看接下来的4周的增长情况。

✓ 身体机能发育情况

现在，胎宝宝即使在熟睡的状态下也容易被惊醒，这是因为他的中枢神经系统已经接近成熟，听力更好、反应更灵敏的表现。胎宝宝的听力好，做语言胎教效果特别好，准妈妈要坚持跟胎宝宝说话，胎宝宝现在喜欢高而尖的声音，准妈妈可以模仿小孩子的说话方式跟宝宝说话。

✓ 外形的变化

胎宝宝的身体现在接近完美，手肘和膝盖处凹了进去，手腕和颈部四周形成褶皱，胎毛还在继续脱落，部分胎脂也开始脱落。胎脂也会被胎宝宝吞下去，变成胎便积聚在肠道里，等到出生后再排出。另外，胎宝宝的指甲在这个时候生长速度有点快了，很快都会长得超过指尖，将指甲完完整整都包裹住。

✓ 随时可能出生了

胎宝宝入盆后，在妈妈腹中的位置逐渐下降，准妈妈前一段时间经常出现的呼吸困难和胃部不适等症状开始缓解，但另外一些不适感如尿频、腹坠腰酸的感觉加重，好在很快就要过去了。

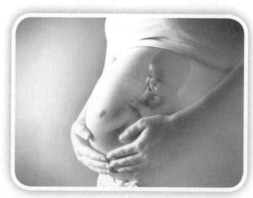

学会分辨真性阵痛和假性阵痛

阵痛是分娩的产兆之一，也是决定准妈妈是否需要入院待产的重要指标，但是阵痛又分为真性阵痛与假性阵痛，而假性阵痛发生时，却不需要入院待产，所以准妈妈要了解真性与假性阵痛的区别，以免弄得草木皆兵，引起不必要的紧张。

✓ 真性阵痛与假性阵痛的区别

类别	规律性	收缩频率	阵痛部位
假性阵痛	无规律	频率和维持的时间都不规律会因为休息或改变姿势而缓解	子宫局部疼痛（胎宝宝的踢动也可能引起子宫局部疼痛）
真性阵痛	有规律	每5分钟会收缩一次，每次收缩超过50秒 愈来愈痛	整个子宫

总之，假性阵痛和真性阵痛最大的差异在于痛的频率、部位，以及持续的时间，一般而言，初产准妈妈的阵痛必须每5分钟痛一次，每次持续50~60秒，才算是真性阵痛，若达不到这个数值，都可视为假性阵痛。而经产准妈妈若出现假性阵痛，时间一般会较晚，经产准妈妈的阵痛就通常是真性阵痛了。

✓ 假性阵痛的原因

假性阵痛是让准妈妈们闻之色变的一个生理症状，既然名为假性阵痛，也就是妇产科医生开玩笑地说"就是白痛了！"引起假性阵痛的原因是多方面的，究其主要原因是准妈妈体内催产素的分泌所导致，即将分娩时，准妈妈体内会开始分泌催产素，催产素一方面会诱发乳汁分泌，另一方面也会引起子宫收缩，而子宫收缩便会引起阵痛感。

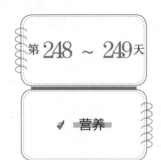

让准妈妈更快乐的食物

随着孕产期的逐渐临近，出于对分娩和产后诸事的种种担心，准妈妈会变得焦虑起来。有些食物在调节准妈妈的心情上有很好的作用，准妈妈在学会自我放松的同时，不妨多吃下面这些食物，赶走坏心情。

食物	作　用
香蕉	香蕉可向大脑提供重要的物质酪氨酸，使人精力充沛、注意力集中，并能提高人的创造能力。此外，香蕉中还含有可使神经"坚强"的色氨酸，还能形成一种叫作"满足激素"的血清素，它能使人感受到幸福、开朗，预防抑郁症的发生
葡萄柚	口感好、水分足的葡萄柚带有淡淡的苦味和独特的香味，无论是吃起来还是闻起来都非常新奇，可以振奋精神，葡萄柚里高量的维生素 C 还可以增强身体的抵抗力，也是为我们的身体制造多巴胺等愉悦因子的重要成分。
全麦面包	全麦面包因为含有大量复合性的碳水化合物，能够抗忧郁，也合乎健康原则
菠菜	菠菜除含有大量铁质外，还含有绿色蔬菜中含量最多的叶酸，能抑制精神疾病，包括抑郁症和焦虑、健忘等
南瓜	南瓜富含维生素 B_6 和铁，这两种营养素都能帮助身体所储存的血糖转变成葡萄糖，而葡萄糖正是脑部唯一的燃料，脑部运转顺利，心情自然也就好了
土豆	土豆是让人的情绪积极向上的食物，因为它能减轻心脏的压力，使心脏减少对身体输送刺激成分。土豆的好处还在于能够迅速转化成能量，平时多吃点土豆是快乐的秘诀，但不要吃薯片
牛奶	温热的牛奶有镇静、缓和情绪的作用，可以减少紧张、暴躁和焦虑的情绪。
鸡肉	鸡肉富含维持神经系统健康、消除烦躁不安的维生素 B_{12}，当体内缺乏维生素 B_{12} 时，就会出现恶性贫血、食欲不振及记忆力减退等问题，晚上睡不好，白天感觉疲惫时不妨吃点鸡肉
豆制品	豆类中富含人脑所需的优质蛋白和 8 种必需氨基酸，这些物质都有助于增强脑血管的机能，身体运行畅通了，准妈妈心情自然就舒畅了

第250天

✓ 保健

准备哺乳胸罩和防溢乳垫

哺乳期间乳房增大，加上经常被宝宝吮吸，很容易下垂，所以准妈妈现在该去买宝宝出生后要用的哺乳胸罩和防溢乳垫了。

✓ 哺乳胸罩特点及选择原则

在购买时，注意挑选不影响乳房部位血液循环支撑效果良好的胸罩。为了方便放置和固定乳垫，许多专用孕文胸在罩杯内会装有袋口及辅助带，准妈妈需注意查看。罩杯的面料和肩带与孕妇胸罩相同，肩带要宽，面料为较薄有弹性的纯棉针织材料，最好选择本色的，避免漂白剂刺激敏感的皮肤。

哺乳胸罩都有授乳开口设计，准妈妈可以根据需要选择：

1.全开口式。罩杯仅以钩环钩于肩带，要哺乳时罩杯可完全向下掀开，露出整个乳房。

2.开孔式。罩杯掀开时，只露出乳头、乳晕及其周围，遮蔽性较高。

✓ 选择合适的防溢乳垫

在孕晚期，有漏奶现象的准妈妈就需要购买防溢乳垫了，而哺乳期间，防溢乳垫更是不可或缺。准妈妈可以根据自身情况，选择合适的防溢乳垫。

按材质分类	优点	缺点	备注
涤纶	易清洗，价格经济实惠	不透气	皮肤敏感的准妈妈谨慎选用
拉绒棉	柔软舒适、吸水性强、吸水量大	价格较同类产品略贵，夏天用略厚	适合乳汁溢出现象严重的准妈妈
全棉	柔软透气，吸水性强	需及时清洗	适合皮肤敏感的准妈妈
无纺布	透气、干爽	需要经常更换	

第251天

✔ 保健

准备好待产包

待产包是准妈妈为分娩住院及坐月子而准备的各类物品的总称，包括妈妈用品、宝宝用品、入院重要物品。待产包准备得越详尽，妈妈和宝宝会更舒适方便，所以准妈妈要在孕期提前按照不同季节准备好待产包是非常必要的。

✔ 妈妈用品

睡衣：2～4套。哺乳内衣：3件。拖鞋1～2双。毛巾：4～6块。内裤：4～6条。吸奶器：1个。产妇卫生巾：20～25片。成人护理垫：8～10片。餐具：饭盒、筷子、杯子、勺子、还有带弯头的吸管。妈妈食品：红糖、巧克力等食品。洗漱用品：1套。绑腹带：1条。出院衣物：1套。

✔ 婴儿用品

纸尿裤：30片左右。口水巾：5条。新生儿衣服：带肚衣2～4件。脚套：婴儿脚套3～6对，防抓手套2对。帽子：帽子2个。毛巾被：2条。奶瓶：2个。奶嘴：4个。奶瓶刷：1个。婴儿护臀膏：1瓶。婴儿专用浴盆：1个。水温计：1个。洗澡带：1个。婴儿专用润肤露：1瓶。婴儿专用洗发沐浴露：1瓶。婴儿专用洗衣液：1瓶。空气加湿器：1个。湿纸巾：婴儿专用。指甲钳：婴儿专用。

✔ 证件及日常用品

相关证件：双方身份证、产检病历及围产卡、准生证、医保卡、生育保险凭证、银行卡或现金5 000元以上。手机、充电器：1台。数码相机、摄像机：1台。笔记本1本，笔2支。电饭煲：1个。

注意，不同用途的用品单独放在一个小包里，方便拿取，然后集中放在一个大包里，以免遗漏。以后慢慢想起什么，方便随时增补。

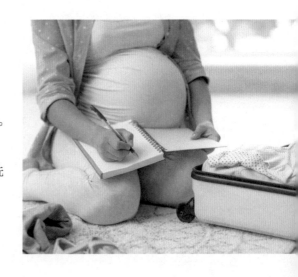

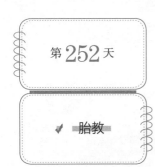
欣赏凡·高画作《第一步》

这是一幅温馨的画，用色鲜明，色彩斑斓，贴近自然，画面中弥漫着育儿乐趣，及一家人在一起的朴素亲情，这种温暖的感觉会令准妈妈受到感染，让胎宝宝感到温暖，感受到生命的活跃与实实在在，平凡中满溢着和谐、慈爱、生机盎然。

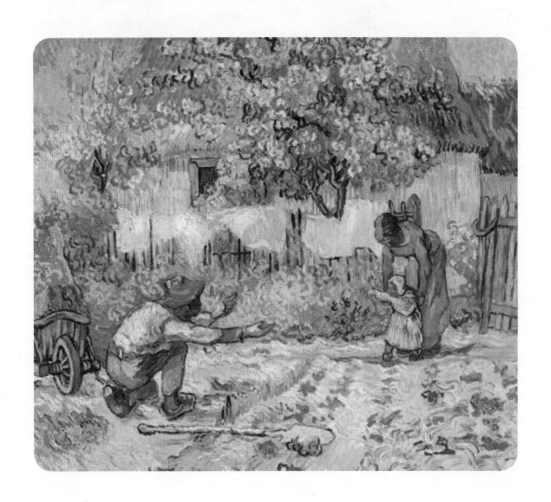

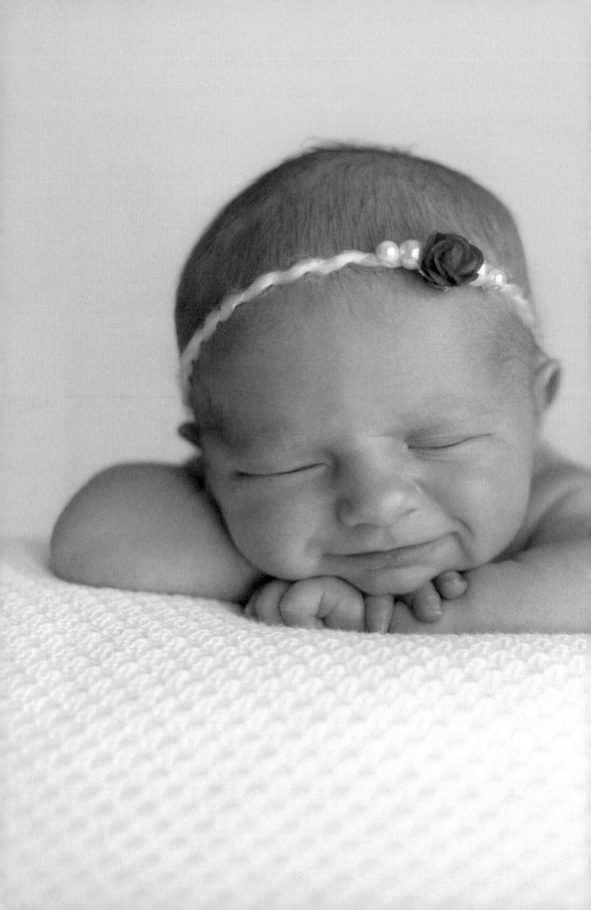

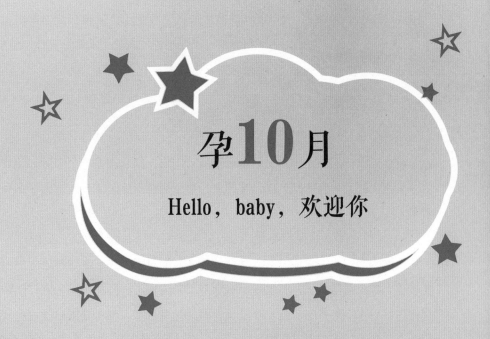

孕10月

Hello，baby，欢迎你

是个健康的小宝宝了

胎宝宝已经是足月儿了，随时都可能出生，本周宝宝其他方面的变化较少了，只是在全力蓄积脂肪而已。现在他的身长仅比前几周长了1厘米左右，达到51厘米，体重达到3 000克左右。

需要指出一点的是，所有的指标都是平均值，只是作为一个参考，胎宝宝之间的个体差别比较大，有的胖一些，有的瘦一些，只要出生时体重能达到2 500克就算正常了。

从34周开始入盆，到本周，大部分胎宝宝已经完全入盆。此时的产检医生比较关注入盆的问题，如果还没有入盆会估计入盆的时间，并且看看不正常的胎位是否还能转正，如果无法转正，并且是很难顺产下来的横位，医生可能会建议剖宫产，那么就要做好手术的准备了。有一个建议，即使是足月了，也不要选日子去剖宫产，最好等到宫颈开了，宝宝想出来的时候再做，这时候胎宝宝的身体机能、状态是最好的。

覆盖在胎宝宝身上的胎毛和胎脂仍然在脱落，很快就要脱落完了，因而身体显得光滑了很多。头发的个体差别显现了出来，有的已经很长，最长的达到3厘米，又黑又密，有的头发虽然也较长，却显得稀疏发黄，有的却还是小光头，有的则形成了自来卷。不过出生后，此时的头发和出生后的头发发质没有必然关系，宝宝的头发还会发生较大的变化，一部分取决于遗传，一部分取决于营养。

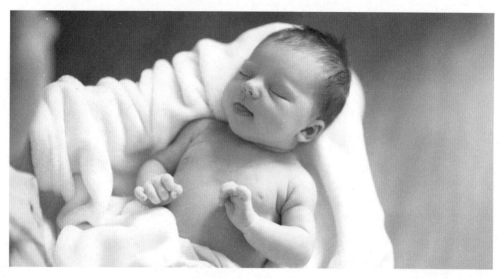

第254天

✓ 常识

了解无痛分娩

无痛分娩是利用药物麻醉及其他的方法来减少或解除准妈妈的痛苦，是既止痛又不影响产程进展的一种分娩方式。

✓ 无痛分娩的镇痛原理

我们一般所说的无痛分娩是指利用药物来达到镇痛效果，有如下两种方式：

一种是椎管内阻滞镇痛，是当宫口开到 3 ~ 4 厘米时，麻醉医生在准妈妈的腰部将低浓度的局部麻醉药注入蛛网膜下腔或硬膜外腔。采用间断注药的方式来镇痛，镇痛可维持到分娩结束。

另一种是笑气（氧化亚氮）镇痛。它是一种吸入性麻醉剂，在镇痛时按一定比例与氧气混合吸入，对呼吸、循环无明显抑制作用，对子宫、胎宝宝也无明显影响。吸入混合笑气后，数十秒便可产生镇痛作用，停止数分钟后作用消失。

✓ 无痛分娩的优势

1. 能减少分娩时的恐惧和产后的疲倦。它让准妈妈在时间最长最耗费精力的第一产程得到休息，把足够的力量留到当宫口开时，帮助准妈妈顺利完成分娩。

2. 麻药浓度小，只相当于剖宫产的 1/5，相对较安全。实施无痛分娩也有可能会发生后遗症，如低血压，但是发生概率是非常低的。

3. 整个无痛分娩过程在产房中即可进行，无须进手术室操作。药管固定在腰部，不影响活动，很方便。

✓ 哪些准妈妈不适合无痛分娩

有下列情况之一的，不适合使用无痛分娩：

1. 产前出血。

2. 有心脏病或心脏功能不全。

3. 低血压或患有败血症、凝血功能障碍。

4. 背部皮肤感染、腰部感染，无法实施麻醉。

5. 腰部有外伤或患有脊柱畸形、神经系统疾病等。

6. 持续性宫缩乏力，使用催产素点滴后仍无明显变化。

7. 胎位不正、前置胎盘、胎心不好、羊水异样、产道异常、胎宝宝宫内缺氧等。

自然分娩好处多

自然的阴道分娩方式是人类长期自然选择和进化的结果，是最合理的分娩方式。而剖宫分娩只是自然分娩困难时不得已的人为选择，是一种医疗行为。医生在多数时候更倾向于自然分娩，也就是顺产，因为相对来说，顺产无论对母亲还是宝宝，都有更大的好处。

⊘ 顺产对宝宝的好处

1. 顺产的宝宝承受的子宫收缩力比剖宫产宝宝多，宝宝在经历过多次子宫收缩后，肺部得到锻炼，肺部成熟得到了促进，出生后自主呼吸更容易建立。顺产出生的宝宝很少发生肺透明膜病。另外，顺产的宝宝经过产道挤压，呼吸道中的羊水和黏液大多被排挤出来，很少发生湿肺和吸入性肺炎。

2. 产道的挤压给了宝宝最密集的触觉刺激，这使得宝宝在出生后触觉敏锐，但不会太敏感，安全感比较充足，另外方向感、平衡感也较好。顺产的宝宝感觉不敏锐的比例较剖宫产宝宝要少得多。

3. 顺产的宝宝在生产过程中，可以接收到由妈妈传过来的免疫球蛋白，抵抗力更强。

⊘ 顺产对妈妈的好处

顺产对妈妈也有很大好处，顺产中子宫收缩可以使子宫下段变薄，上段变厚，宫口扩张，这种变化使得子宫在产后收缩力增强，可减少产后出血的机会，也有利于恶露排出，加快子宫复原。而且，自然分娩还能避免剖宫产手术带来的许多并发症和后遗症。

顺产更容易下奶，这是因为分娩时腹部的阵痛使准妈妈的垂体还会分泌一种叫催产素的激素，这种激素不但能促进产程的进展，还能促进母亲产后乳汁的分泌。

因此，只要条件许可，准妈妈应尽量选择顺产，除非有手术指征，医生要求剖宫产才施行剖宫产。

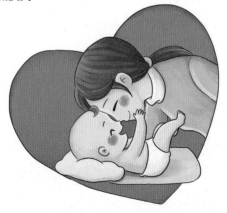

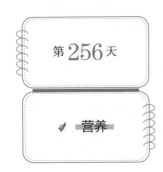

给准妈妈来几道补铁菜

接近预产期，准妈妈和胎儿的营养需要量都在猛增，许多准妈妈开始出现贫血症状。铁是组成红细胞的重要元素之一，所以，越临近预产期，越要注意铁元素的摄入。准妈妈可以常吃以下几道菜来补铁。

✓ 红白豆腐

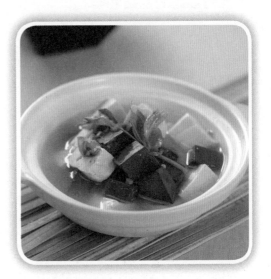

材料：猪血（或鸭血）豆腐200克，豆腐（约200克），葱段、姜片适量，高汤1碗，水淀粉2大匙，植物油适量。

调料：盐、味精适量。

做法：

1. 将猪血豆腐洗净，切块。

2. 起锅热油，放入葱段和姜片煸炒，加入高汤。

3. 放入豆腐、猪血炖煮，汤汁渐浓的时候加入盐、味精，再用淀粉水勾芡即可。

✓ 猪血菠菜汤

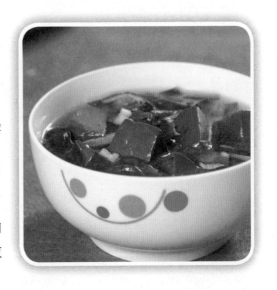

材料：猪血1条，菠菜250克，葱1根。

调料：盐、芝麻油、植物油各适量。

做法：

1. 猪血洗净、切块；葱洗净，葱绿切断，葱白切丝；菠菜洗净，切段。

2. 锅中放1小匙油烧热，爆香葱段，倒入清水煮开。

3. 放入猪血、菠菜，煮至水滚，加盐调味，熄火后淋少许芝麻油，撒上葱白即可。

第257天

✔ 保健

高危准妈妈最好提早入院待产

到了孕后期，意味着准妈妈马上就可以知道自己宝宝的样子了。同时准妈妈应该知道这是一个非常重要的阶段，在最后阶段准妈妈们一定要再接再厉。尤其对于高危准妈妈来说，应该提前住院，以确保顺利分娩。

✓ 高危准妈妈包括哪些

1. 有妊娠合并内科疾病的准妈妈。例如，心脏病、糖尿病、肝炎、肾脏病等疾病患者。

2. 年龄小于18岁或大于35岁，过去有不良生育史的准妈妈。如流产3次以上、宫外孕、早产、死胎、难产、新生儿死亡、新生儿黄疸、有先天性遗传性疾病或畸形儿史等。

3. 此次妊娠出现某些异常现象的准妈妈。如妊娠高血坟综合征、羊水过多、羊水过少、前置胎盘、胎盘早剥、阴道出血、胎位不正等疾病。

4. 怀孕以后接触大量放射线、化学毒物或服用对胎宝宝有影响的药物等的准妈妈。

5. 其他特殊情况的准妈妈。如高龄初产、身材矮小、骨盆狭窄等。

✓ 高危准妈妈需提前入院

对于高危准妈妈来说，在分娩的时候，会有许多意想不到的事情发生，如果出现各种情况而得不到及时处理，很可能会使正常的生理过程转化为病程过程，特别是出现并发症，严重时危及生命。

现在，大多数妇产专科医院及综合医院里的妇产科均设有高危门诊或病房，对高危妊娠进行监测，并采取各种措施使之脱离高危状态。所以，高危准妈妈应该在预产期前2周提前入院，这是一个最佳的时间。在住院期间，高危准妈妈应注重心理保健，保持心情愉快，耐心地待产，高高兴兴地迎接胎宝宝的出生。

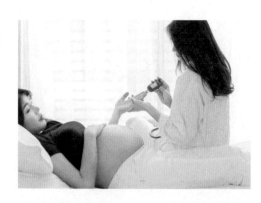

第258天

✔ 保健

了解剖宫产的优缺点

在大多数情况下，医院都会建议准妈妈采用自然生产的方式，但也有一些特殊情况要采用剖宫产，准妈妈在选择生产方式时可以先做了解。

✓ 剖宫产的优点

剖宫产可以在妊娠存在异常时，及时手术，有效地解除母子危险。如对于胎位不正、胎宝宝体积太大、胎宝宝官内缺氧、生产过程遇到困难无法继续进展、准妈妈骨盆过小或患某种疾病等容易出现危险的情况，采取剖宫产手术的安全性是自然生产无法比拟的。

此外，在手术时还可以一并处理子宫腔内相关的疾病，如子宫肌瘤。

因此，在医院安排准妈妈必须进行剖宫产时，准妈妈也不要太过固执，以免造成宝宝胎死腹中，甚至威胁到自己的生命安全。

✓ 剖宫产的缺点

剖宫产是在迫不得已时采取的医疗手段，对于有顺产条件的准妈妈来说，剖宫产的缺点也是很明显的：

1. 剖宫产不是绝对无痛的，只是在生产的过程中无痛，产前要经历阵痛，正常情况下，需要官颈开到3厘米的时候才会进产房上麻醉药，所以产前的痛是要经历的。产后麻醉药不会一直用下去，药效过去之后，准妈妈就要经历"秋后算账"式的疼痛了，即使有镇痛泵、止痛药等都不一定有用。而且生产后12小时就需要活动，活动也会牵拉伤口，引起疼痛。

2. 剖宫产恢复慢，并发症比较多，而且手术的危险仍然存在，比如麻醉意外、羊水栓塞、产后出血、盆腔粘连等概率都较顺产高。

3. 对宝宝也有一定的负面影响。前文提到的自然分娩对宝宝的好处，其对立面就是剖宫产的对宝宝的不利之处，准妈妈可以对照看一下。

读诗歌《面朝大海，春暖花开》

从明天起，做一个幸福的人，这是诗人海子留给世人的美丽祝愿。对我们普通人来说，除了幸福，还有什么是更有价值的呢？努力让自己幸福，让家人幸福，让孩子幸福，不贪心也不气馁，这样的生活该是多么美好。

面朝大海，春暖花开

海子

从明天起，做一个幸福的人

喂马，劈柴，周游世界

从明天起，关心粮食和蔬菜

我有一所房子，面朝大海，春暖花开

从明天起，和每一个亲人通信

告诉他们我的幸福

那幸福的闪电告诉我的

我将告诉每一个人

给每一条河每一座山取一个温暖的名字

陌生人，我也为你祝福

愿你有一个灿烂的前程

愿你有情人终成眷属

愿你在尘世获得幸福

我只愿面朝大海，春暖花开

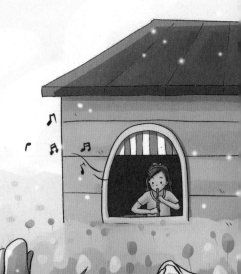

头部已经完全入盆了

在胎宝宝出生前的最后时刻，胎宝宝仍在不停歇地增长，会继续囤积脂肪，在本周体重将达到3200克，身长也长了一些，不过不多，大约1厘米，此时身长约为52厘米。

胎位正常的胎宝宝，现在头部已经完全入盆了，进入盆内之后，头还会在盆内左右摇摆，有盆骨的保护，胎宝宝的头部很安全，不过准妈妈有时候可感觉到宝宝的头部撞得盆骨发痛。胎宝宝的头部入盆之后，小胳膊、小腿的活动空间就多了一些，为继续的发育和增长也提供了一些条件，在子宫里待到40周再出生的宝宝，体重比早些出生的宝宝普遍都会高一些。不过要提醒准妈妈，宝宝出生体重并非越重越好，如果超过4000克，就是巨大儿了。巨大儿不但容易难产，还会给日后的健康留下隐患。所以，准妈妈在这段时间要控制饮食，不能吃得太多。

在夜里出生的宝宝比例特别高，这可能与胎宝宝平时的作息规律有关，准妈妈要做好宝宝夜里出生的准备，在这段时间里不要让准爸爸在夜里外出。

胎宝宝在子宫里的变化很少了，可以说很大程度都在静等出生，准妈妈除了日常的胎教坚持做，可以不去特别关照胎宝宝了，更多的要保护自己的身体，注意小心活动，避免长期站立，洗澡的时候避免滑倒，另外密切注意身体的变化，有临产征兆，马上准备入院。

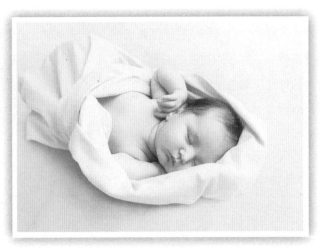

了解临产三大征兆

临近预产期，许多准妈妈都变得很急躁，这种心情是可以理解的，但弄得草木皆兵却完全没有必要。越是临近生产，越要求准妈妈放松心情，保持头脑冷静。如果宝宝快要出生了，会出现一些征兆，准妈妈只需要注意观察即可。

✓ 规律性宫缩

与假性宫缩的无规律性不同，真正的宫缩开始后，收缩很有规律，强度逐渐加深，宫缩频率加快，每隔3～5分钟就收缩一次，每次宫缩持续时间较长，可以持续50～60秒。宫缩痛一阵紧似一阵的时候，就预示着快要生产了，要马上去医院。

✓ 破水

包裹胎宝宝的羊膜囊破裂，羊水从阴道流出就是破水了。准妈妈此时会感觉有液体自阴道不自主的流出，不能像控制尿液一样控制住。一旦发生破水，不管在什么地方要马上平卧，防止羊水继续流出，造成脐带脱垂的严重后果，并且垫些干净护垫，预防感染，同时联系120并通知家人，尽快进医院。破水后6～12小时如果仍没有生产迹象，医生会使用催产素促使尽快生产，以免发生宫内感染。

✓ 见红

胎头入盆后，胎膜和子宫壁逐渐分离，摩擦会引起血管破裂而出血，胎头压迫子宫颈使得封住子宫颈的黏液栓脱落，脱落时带着血液一起流出，就是见红了。作为临产征兆的见红，颜色一般为茶褐色、粉红色或鲜红色，出血量比月经量少，混合黏液流出，质地黏稠。见红后24小时，阵痛可能就会开始。也有部分准妈妈在生产前1周或更早见红。

易被忽略的临产征兆

除了三大临产征兆，还有一些平时比较容易忽略的征兆，准妈妈早些了解，能更准确地把握入院时机。

⊘ 上腹部轻松感

胎头入盆后，肚子最高点下移，子宫底对上腹部的压力减小，准妈妈会感觉上腹部轻松、舒适了不少，呼吸轻快、胃烧灼感减少，食量也增大了。在上腹部轻松后1～2周，宝宝可能就要出生了。

⊘ 分泌物增加

临近生产，子宫颈变薄、变软、变大了，之前塞住子宫颈口的黏液不能再起到原有的作用了，就会陆续流出阴道，所以阴道分泌物会大量增加。这跟破水是不同的，破水流出的分泌物是稀水样的，而正常分泌物是比较黏稠的。

⊘ 感觉胎宝宝要掉出

胎头入盆后，准妈妈有一种胎宝宝马上要掉下来的感觉，这种情况发生后，正式生产大约会在一周或数小时后开始。

⊘ 小腹不适

胎头入盆后，准妈妈膀胱、直肠等受到的压力增大，小腹会感觉坠胀不适。

⊘ 便意感

胎头入盆后，子宫收缩时，直肠和膀胱受到的压力增大，准妈妈就会出现强烈的便意。在有便意感的时候要深呼吸、哈气，不要用力。

大腿根部疼痛：临产前，左右耻骨的连接部位会变得松弛，以便宝宝顺利通过产道，因此准妈妈会感觉大腿根部疼痛。

体重不再增加：当准妈妈体重不再增加的时候，说明胎宝宝已经完全成熟，很快就要出生了。

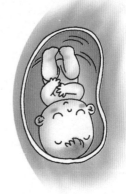

增强产力的菜谱推荐

生产是一项重体力劳动，因此在临近生产时吃一些增强体质，储存产力的食物非常重要。以下几道菜谱推荐准妈妈食用。

☑ 红糖桑葚粥

材料：糯米 100 克，干桑葚 30 克，红糖适量。

做法：

1. 糯米淘洗干净，干桑葚用水浸泡半小时，去柄，洗净。

2. 锅置火上，放入清水适量，然后放入桑葚、糯米，先用大火烧开，再改为中小火熬至糯米开花，粥汁黏稠时，加入红糖，拌匀，片刻后离火即可食用，每日可食 1 次。

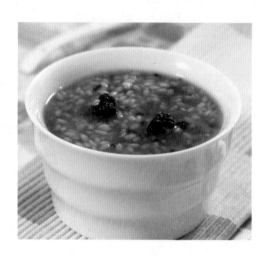

☑ 乳鸽参汤

材料：乳鸽 2 只，西洋参 30 克，淮山 60 克，红枣 6 个，姜片 3 片，盐适量。

做法：

1. 乳鸽宰杀干净，置沸水中稍滚片刻，取出洗净；西洋参、淮山、红枣洗净。

2. 将所有材料和生姜放进炖盅内，加入冷开水 5 碗，隔水炖约 3 小时后加入适量食盐即可。

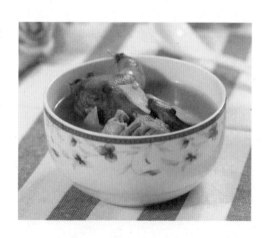

第264天

✓ 保健

练习简单分娩操

分娩操简单而且容易坚持，对于减轻孕期酸痛、辅助分娩很有帮助。在征得医生同意后，准妈妈可以在孕晚期做分娩操，可以更好地配合医生顺利分娩，减少生产时的疼痛。

✓ 分娩操的做法

预备活动：做操前散散步或是在家里走动几圈，以热身，做完后也可慢慢走动，放松身体。

第一节，侧卧开跨。侧卧，双腿重叠，呼气则大腿向外打开，吸气则合拢，重复8～10次。

第二节，侧卧伸展。侧卧，用手缓缓将大腿向腹部外侧拉近，保持半分钟。换另一侧重复。

第三节，分腿跪坐。双膝分开，脚尖靠拢，跪坐在一个靠垫上，上身垂直，保持10～30秒。

第四节，分腿儿童式。跪趴，身体向前匍匐在靠垫上，脊柱和肩膀、手臂都放松，保持半分钟。

第五节，骨盆摇摆。四肢着地，脊柱放平，轻轻地左右摇摆骨盆，幅度不宜过大，10次为一组，每天做1～2组，注意不要塌腰，如膝盖不适可在膝下垫块毛巾。

第六节，大腿外展。右腿向前伸直坐在地上，左腿架在右腿上，放松左腿，保持半分钟。换另一侧重复。若是感觉不适，可在两腿间放一个靠垫。

做分娩操时，动作不宜太大，以自己能够承受的程度为宜。如果有不舒适的感觉，应该立即停止，千万不可勉强。此外，做分娩操是最好不要一个人在家做，要选择有家人陪伴的时候练习，以免发生意外。

第265天

✔ 保健

发生急产时怎么处理

急产指的是从宫缩开始到胎宝宝出生所需时间非常短，不超过3小时，发生急产时，可能都来不及去医院。在来不及去医院的时候，准妈妈和准爸爸一定要镇静，正确处理就能让母子平安。

✓ 急产的危害

对准妈妈：急产时子宫急而快的收缩容易引起产道撕裂、产后出血和产后感染等，如果破裂的程度严重，对准妈妈会有很大影响。

对胎儿：由于急产时宫缩过强、过快，准妈妈没有间隔的子宫收缩，会使胎盘血液循环受阻，胎儿在子宫内缺氧，很容易造成窘迫，甚至窒息死亡。胎儿过快出生，还可导致其不能及时适应外界的突然变化，造成颅内血管破裂出血，影响孩子日后的智力发育。

✓ 急产的原因

1.临产了还乘坐车船或大量运动，导致过度劳累的准妈妈容易发生急产。

2.本身胎宝宝过小，胎位不正、双胎、胎盘异常等发生急产的概率也较高。

3.年轻的准妈妈容易发生急产，因为她们的宫缩力较强。

✓ 急产急救措施

第一步，拨打急救电话。准爸爸如果在家，要马上打120，然后叮嘱准妈妈张口呼吸不要用力屏气。如果只有准妈妈一个人在家里，发生宫缩后首要事情就是拨打120，此外最主要的一点就是将房间门锁打开，以防救护人员到了，自己却因为疼痛不能开门导致耽误。

第二步，应因地制宜准备接生用具，比如干净的布、用打火机消过毒的剪刀、酒精等，并立即洗净双手。

第三步，如果宝宝的头部已经露出，要用双手托住头部，千万不能硬拉或扭动，如果是宝宝的肩部先露出，可以用两手托着宝宝的头和身体，慢慢地向外提出，待宝宝全部出产道后，不要急着剪断脐带，先用干净、柔软的布擦净宝宝口鼻内的羊水，同时等待胎盘自然娩出，胎盘娩出后，将胎盘放在高于宝宝或与宝宝高度相同的地方，等待救护人员到来。

听一听爱德华·格里格的《晨曲》

《晨曲》是挪威作曲家爱德华·格里格为他的朋友易卜生创作的一部大型音乐组曲《皮尔·金特》中的第一乐章。

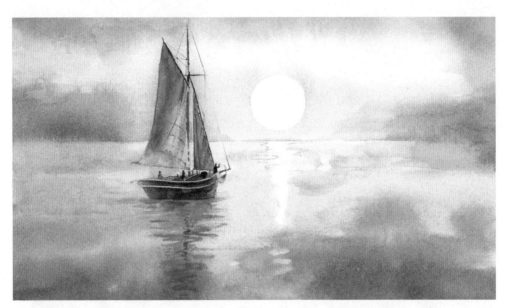

乐曲的开始先由长笛吹奏出悠扬美好的晨曲主题，幽静的晨曦中，金色的旭日冉冉升起。短暂的反复后，大提琴表现出一个灰色的乐句，仿佛是乌云的遮挡，叙述出整个主体的矛盾，对喷薄而出的激情的暂时掩盖反而更加突出了背后的希望。不断上扬的旋律由一个变奏开始渐轻，回到了主题的再现，稍稍地加以变化，增强了配器演绎的空间感。展开了初升的太阳完全跃出地平线的释然之感，希望洋溢在其间，仿佛能看到清晨的浓雾徐徐散去，一轮红日缓缓从地平线山冉冉升起，远方的山野孕育着勃勃的生机，清新空气围绕在你周围……

这首乐曲极富表现力，像是一缕宁静的阳光穿透心灵，朝阳、晨光、薄雾、河流配合着柔和的旋律，在弦乐上跳动，在管乐间流淌，展示着婉转的黎明，非常适合作为胎教音乐。乐曲篇幅不长，准妈妈若用心聆听，可以感觉到像是沐浴在海上吹来的平和晨风里，整个人被笼罩在一片阳光中。

胎宝宝开始不那么好动了

到了怀孕的后期，意味着准妈妈马上就可以知道自己的宝宝的样子了。同时准妈妈应该知道这是一个非常重要的阶段，在最后阶段准妈妈们一定要再接再厉。尤其对于高危准妈妈来说，应该提前住院，以确保顺利分娩。

性急的宝宝等不到孕39周就已经出生了，那些还没有出生的胎宝宝在子宫里体重还在增加，在3 200～3 400克之间，一般情况下，男宝宝比女宝宝略重一些，身长将达到53厘米，与新生儿没有多大差别了。有的宝宝在最后这段时间体重增加过快，出生时会达到4 000克，就达到了巨大儿的水平了，医生判断估计过后，可能要考虑剖宫产，如果顺产，可能需要产钳的帮助和牵引。

在体重增长明显的同时，身体组织也在悄悄地继续发育，身体各部分器官已经发育完成，肺是最后一个发育完成的，一定要等到宝宝出生几个小时后，正常的呼吸方式才能正式建立起来，真正地发生作用。

此段时间，胎宝宝的头部已经完全入盆，胎宝宝运动受到了较大的约束，胎动比较少了，显得安静了很多，准妈妈不要因为胎动减少而担心，这是正常现象，说明宝宝马上就要出生了。当然，如果胎动太少了，在12小时内少于10次就一定要去医院了。

准妈妈的身体会越来越沉重，要小心活动，避免长时间站立，避免提取重物，也注意不要碰撞肚子。有很多现象是现在这个时候准妈妈必须注意的，比如见红、破水、宫缩等现象，当发现出血量较大，羊水流出或肚子规律的收缩，一阵一阵发硬，并感到疼痛或腰酸，就意味着马上要生产了，尽快到医院待产是很必要的。

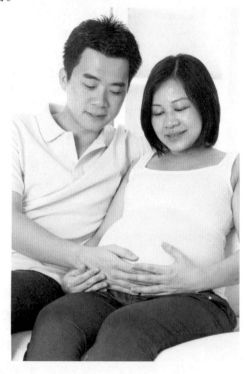

了解分娩的三大产程

对于分娩，准妈妈是即期待又害怕，都希望分娩顺利，母婴平安。其实，胎宝宝离开母体要经过三个阶段，医学上称为三个产程。这三个产程就是从子宫有节奏地收缩到胎宝宝胎盘娩出的全部过程，完成这个过程，才算分娩结束。

✓ 痛苦的第一产程

第一产程是指从子宫口开始扩张，直到官口开全的过程。这是整个产程中经历时间最长的一个产程，初产准妈妈需要8 ~ 14小时，经产准妈妈需要6 ~ 8小时。

第一产程开始后，子宫颈会变软，子宫口缓缓张开，羊水和黏液也随之出现，其主要起到润滑作用，帮助胎宝宝通过产道。然后子宫自动开始收缩，加大子宫内的压力，挤压子宫口，使子宫颈扩大，帮助胎宝宝往下滑。阵痛出现，子宫口开始张开，开到大约1厘米左右后会停止一段时间，然后以每次2 ~ 3厘米的速度缓缓张开，直到开到10厘米时，就准备进入第二产程了。

✓ 关键的第二产程

第二产程在整个产程中是比较关键的，指的是从子宫口开全到胎宝宝娩出的一段时间。初产准妈妈需1 ~ 2小时，经产准妈妈约在1小时以内，有的更短，甚至仅数分钟。

子宫口开始张开时，羊水破裂，此时准妈妈会感觉有股温暖的液体从阴道流出。此时宫缩时间会越来越长、频率越来越大。阵痛时会有排便的感觉，这时准妈妈要密切配合医生的口令，进行呼吸和用力，直到胎宝宝娩出。

✓ 轻松的第三产程

第三产程指的是从胎宝宝娩出到胎盘娩出，需要5 ~ 15分钟，一般不超过30分钟。

胎宝宝娩出后，宫缩会有短暂停歇，准妈妈会一下子感到轻松许多。大约相隔10分钟左右，又会出现宫缩，将胎盘及羊膜排出。这时，整个分娩过程才宣告结束了。

缓解临产焦虑的营养菜谱

临产前，准妈妈都会有莫名的焦虑，这是人的正常反应，但焦虑的情绪确实对生产没有好处。此处推荐两道缓解压力的营养食谱。

✓ 芹菜炒百合

材料：百合200克，芹菜150克，盐、胡椒粉、味精、水淀粉、植物油各适量。

做法：

1. 将芹菜洗净切段。

2. 将百合洗净掰成小瓣。

3. 把芹菜、百合放入沸水锅中汆烫，至刚熟时捞起沥干。

4. 起锅热油，放入芹菜、百合。

5. 下盐和胡椒粉，快速翻炒均匀，放入味精，用水淀粉勾芡后即成。

✓ 莲子银耳汤

原料：莲子50克，水发银耳30克，红枣3颗，白糖适量。

做法：

1. 莲子加适量清水倒入锅中煮汤。

2. 待莲子熟烂，加入水发银耳和红枣一同煮开。

3. 加入适量白糖调味即可。

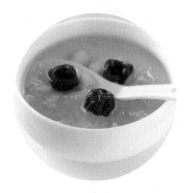

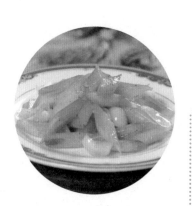

贴心提示

进餐时保持好心情可以让身体新陈代谢速度更快，消化器官发挥最佳功能。身体舒畅，进而可以带动精神愉快。临产时压力大，准妈妈要时时刻刻提醒自己放松。

怎样缓解准妈妈的阵痛

阵痛在第一产程的活动期最严重，主要由子宫收缩、肌肉紧张和心理恐惧三个因素引起，现在有较为成熟的方法可以缓解准妈妈的阵痛。

⊘ 适当运动

做身体摇晃、点头、肢体摇摆的节律性动作对缓解阵痛有较好的作用，可以抱着准爸爸在站姿下慢舞摇摆、坐摇椅、坐生产球摇摆等，也可以在准爸爸的帮助下变换待产姿势，比如半躺、蹲姿、侧卧等，增进骨盆血液循环，缓解不适感，另外还可以趴在床边或椅背上，当宫缩开始时，摇摆臀部，能有效缓解疼痛。其中生产球是一个很好的工具，其承受力、与准妈妈的身体贴合度都较好，准妈妈坐在上面待产，身体不适感可以有效减轻。

⊘ 转移注意力

精神越紧张，疼痛感越鲜明，当阵痛袭来的时候，不要紧闭眼睛，静静感受疼痛，那样疼痛感会更鲜明，可以将注意力集中在某个地方，比如注视其他人的手势、脸等，或者尝试按摩、淋浴等转移注意力。在疼痛的时候，如果请准爸爸帮忙按摩、触摸大腿和腰骶部、腹部等酸痛的部位，抚摸到哪一区域，就把注意力集中到哪儿，那里就自然会放松，缓解疼痛的效果较好。另外热敷、冷敷也可以缓解疼痛。

⊘ 积极想象

进行积极的想象，比如在呼气时想象疼痛通过嘴离开了身体，在疼痛的时候想象随着疼痛加重，子宫颈变得柔软而有弹性，胎宝宝正在努力，就要见面了等。

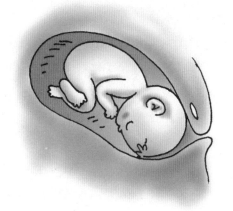

《孩童之道》

孩子为什么会来到这个世界上，成为你的宝贝？泰戈尔的《孩童之道》这首诗将给你一个不一样的答案，你将从此对为人父母有了全新的感受。读完这首诗，你还有什么理由不爱他？

孩童之道

如果孩子愿意，此时他就能飞上天堂。

他之所以没离我们而去，这不是没有原因的。

他喜欢将头靠在妈妈的胸间休息，一刻也不能忍受将视线离开她的身体。

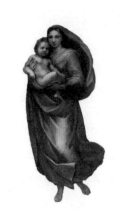

孩子知道各种各样的乖巧话，尽管世间很少有人能理解这些话的含义。

他从来不说，这不是没有原因的。

他想要做的一件事，就是学习从妈妈嘴里说出的话语。那也是为什么他看起来如此天真的缘故。

其实，孩子拥有成堆的金子和珍珠，然而他却像个乞丐一样来到这个世界上。

他之所以以假扮的方式来，这不是没有原因的。

这个可爱的小小的裸露着身体的小乞丐假装成完全无助的模样，便是想向妈妈乞求得到爱的财富。

孩子如此无拘无束地生活在这小小的新月世界里。

他之所以放弃了他的自由，这不是没有原因的。

他知道在妈妈内心小小的角落里充满着无穷无尽的快乐，被妈妈亲爱的臂膀拥在怀里的甜蜜要远远超过自由的获取。

孩子从来不知道怎样哭泣，他居住在完美的乐土上。

他选择了流泪，这不是没有原因的。

尽管他带着微笑的可爱的小脸儿引动着妈妈的心向着他，然而他的因为细小的麻烦引起的小小的哭泣，却编织成了怜与爱双重约束的纽带。

身体机能均达到了出生的标准

胎宝宝所有的身体机能均达到了出生的标准，大部分的宝宝都会在本周出生，不过也有的宝宝不那么着急，到了预产期还不出生。

如果胎宝宝到了预产期还没有要出来和爸爸妈妈见面的迹象，准妈妈也不要太着急，早于预产期或晚于预产期2周出生都是正常的，因为预产期的估计和实际情况是有所差距的。

但如果超出预产期2周以后，仍没有临产的迹象，就要马上采取措施了。超过实际怀孕40周时，原来清澈透明的羊水会变得浑浊，同时胎盘功能也开始老化，胎宝宝会因此而缺氧，这时去医院，医生会采取适当措施尽快让宝宝娩出。

这段时间胎动虽然少了，但是仍然会规律出现，准妈妈要密切注意，如果胎动减少，可以适当给予一些刺激，那些能引起胎宝宝的反应的故事、音乐、游戏等都可以用，看看胎宝宝现在的反应如何，如果没有该有的反应，也要尽快到医院。

现在的胎宝宝只差呼吸新鲜空气了，在出生后呼吸到第一口空气的时候，心脏和动脉的结构会被激发，瞬间发生变化，从而使血液能够输送到肺部，宝宝就是一个拥有完整身体机能的小生命了。

现在准妈妈和准爸爸都处于备战的状态，家庭气氛比较紧张，要注意缓解，太过紧张对生产是没有好处的。此时，可以一起听听音乐，想象一下跟宝宝初次见面的情形，并且积极练习拉梅兹呼吸法，想象在产程中如何用力等这些对生产有实际作用的事。

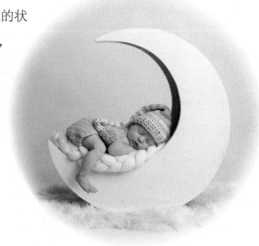

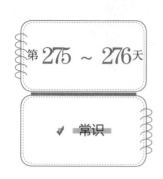
分娩时怎样正确地用力

分娩需要耗费准妈妈很多力气，但分娩用力是有技巧的，学会正确用力，不仅可以减轻阵痛，保存体力，还可以让胎儿得到很多的氧气，令分娩更顺利。

✓ 第一产程：均匀呼吸，不用力

这个阶段初产妇往往要经历10小时的阵痛，子宫收缩的频率较低，收缩力量较弱，其主要作用是使子宫口开大，因此不需要用大力气，只需要有意识地锻炼腹式深呼吸，宫缩时深吸气；宫缩间歇期，最好闭眼休息，以养精蓄锐。

✓ 第二产程：用尽全力，屏气使劲

此阶段宫颈口全开，子宫收缩快而有力，几乎是一两分钟一次，每次持续50秒左右。当宫缩开始时，准妈妈应双腿屈曲分开，像解大便一样用力向下，时间越长越好，以增加腹压，促进胎儿娩出；宫缩间歇时，充分放松休息，等待下次宫缩时再用力。当胎头露出后准妈妈就不要再使劲用力了，改为张口哈气，以免造成会阴严重裂伤，待宫缩间歇时再稍用力，让胎头缓缓娩出。

第三产程：再次用尽全力

此阶段是胎盘娩出期。胎儿娩出后，宫缩会有短暂停歇，大约10分钟后又会出现宫缩，以排出胎盘，此时还按第二产程的屏气法用力，用尽全力加快胎盘娩出，以减少出血。这个过程需要5 ~ 15分钟，一般不会超过30分钟。

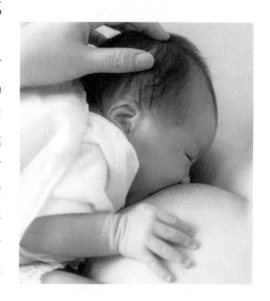

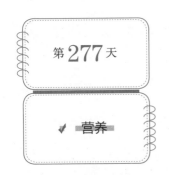

剖宫产前后饮食问题注意事项

剖宫产的妈妈由于手术的特殊原因，产前产后需要规避一些饮食禁忌。

⊘ 术前饮食禁忌

剖宫产前不宜进补高级滋补品及鱼类，如高丽参、洋参等，因为参类具有强心、兴奋作用，鱼类中含有抑制血小板凝集的有机酸物质，不利于术后止血与创口愈合。

⊘ 术后饮食禁忌

1.禁止术后6小时内进食。手术会刺激肠管，使肠道功能受阻，肠蠕动减慢，肠腔内有积气，易造成术后的腹胀感，为了减轻肠内胀气，新妈妈在术后6小时内应当禁食。

2.术后不宜进食易发酵产气多的食物。产气多的食物如糖类、黄豆、豆浆、淀粉等，食用后容易腹胀，在术前术后都应尽量避免食用。

6小时后宜服用一些排气类食物（如萝卜汤等），以增强肠蠕动，促进排气，减少腹胀，并使大小便通畅，排气后，饮食可由流质改为半流质，食物宜富有营养且易消化，如蛋汤、烂粥、面条等，此后饮食可逐渐恢复到正常。

3.不宜进食难消化的食物。难消化的食物积在腹腔内，会加重腹部不适感和便秘，尤其是术后未排气期间，应避免吃煮鸡蛋、肉块、米饭、巧克力、鸡汤、鲫鱼汤等油腻肉类汤和催乳食物，以免难以消化加重腹胀和便秘。

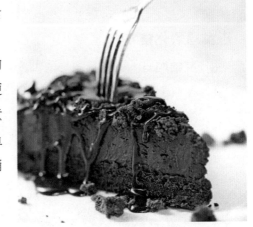

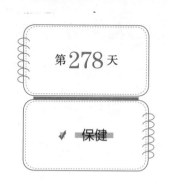

顺产妈妈产后护理注意事项

顺产的准妈妈恢复速度较快，不过也要注意好好护理，3天以后自己就能比较自由地活动了。3天内的护理主要包括以下内容。

⊘ 调整心态

有的准妈妈产后心花怒放、情绪高涨，而有的则因为宝宝的情况不太好而情绪低落，这两种极端情绪都不利于身体恢复，要让妈妈尽快平静下来。

⊘ 好好休息

生产时体力消耗很大，需抓紧时间休息，不过先不要睡得太熟，可以先闭目养神待一会，等喂过宝宝以后再好好睡一觉。仰卧位对缓解子宫收缩痛和会阴疼痛都有好处，可以多采取仰卧位休息。

⊘ 进食易消化食物

生产完的妈妈一般有很强烈的饥饿感，要准备容易消化的、能提供高热量的食物，如粥、面条、鸡蛋等，让妈妈饱饱地吃一顿。

⊘ 观察出血和疼痛情况

生产后出血还会继续，这是恶露，不过量不会大，如果超过月经量要及时报告医生，避免产后出血。另外产后还会有后阵痛，一般是子宫继续收缩引起的，痛感不是很严重，但也可能是其他异常引起的疼痛，如果疼痛感严重要报告医生。

⊘ 要适时活动

产后1~2天要卧床休息，可进行小范围的活动，比如下床解大小便，也可在床边走走。

⊘ 重视第一次大小便，注意卫生

产后6~8小时就要排尿，如果排不出可以用手按压小腹下方或者用温水敷小腹。产后2~3天要大便，如果不顺利，可以考虑用药。

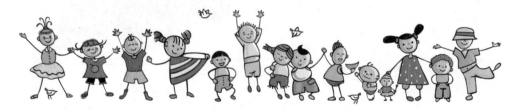

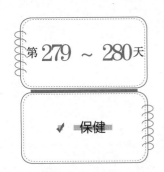

剖宫产妈妈产后护理注意事项

剖宫产的刀口到产后第 7 天的时候才能基本合拢，在这之前要给予特别注意和特别的照护。

⊘ 剖宫产后第一天的护理

术后 6 小时内，妈妈要保持平卧，并且不要枕枕头，另外将头偏向一侧，防止呕吐物误吸，6 小时后可用枕头，也可抬高床头，以便恶露排出。另外，要让妈妈多活动，避免发生脏器粘连，可以帮助她多翻身，最好每半小时翻一次，术后 24 小时，要搀扶妈妈下床走路，上厕所小便，如果小便无法排出，要通知医生做检查。

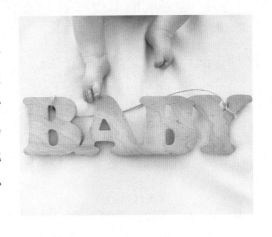

剖宫产后的饮食需要特别注意，在产后 6 小时内要坚决禁食，以免加重肠胃负担，如果嘴唇干裂可以用棉签蘸水湿润，6 小时后可以进食流质食物，如米汤、菜汤等，之后可以吃一些萝卜汤排气，促进肠胃蠕动，而难消化、产气的食物如牛奶、豆浆等不要吃。等到放屁之后，就可以禁食稀饭、面条等半流质食物了。

⊘ 刀口也是护理重点

在医院的时候，护士会定期检查刀口，消毒、换药，只要注意妈妈的刀口有没有脂肪液化就可以了，脂肪液化后要报告医生处理。回到家以后，不要让刀口沾水，如果伤口发痒，不能用热水烫，更不要用手抓挠，可以用无菌棉签蘸 75% 的酒精擦洗刀口周围。因为刀口是横切的，所以产后要少做后仰等动作，咳嗽、大笑时用手按住刀口两侧，以免拉扯刀口，如果刀口局部红肿、发热、疼痛，说明刀口有感染，要及时就医，用抗生素进行抗感染治疗。

图书在版编目（CIP）数据

怀孕一天一页 / 艾贝母婴研究中心编著 . -- 成都：
四川科学技术出版社，2021.7
ISBN 978-7-5727-0162-7

Ⅰ . ①怀… Ⅱ . ①艾… Ⅲ . ①妊娠期 - 妇幼保健 - 基
本知识 Ⅳ . ① R715.3

中国版本图书馆 CIP 数据核字 (2021) 第 126782 号

怀孕一天一页
HUAIYUN YI TIAN YI YE

出　品　人　程佳月
编　著　者　艾贝母婴研究中心
责 任 编 辑　梅　红
封 面 设 计　仙　境
责 任 出 版　欧晓春
出 版 发 行　四川科学技术出版社
　　　　　　地址：成都市槐树街2号　邮政编码：610031
　　　　　　官方微博：http://weibo.com/sckjcbs
　　　　　　官方微信公众号：sckjcbs
　　　　　　传真：028-87734035
成 品 尺 寸　170mm×240mm
印　　　张　16
字　　　数　320千
印　　　刷　天津市光明印务有限公司
版次/印次　2021年8月第1版　2021年8月第1次印刷
定　　　价　49.80元

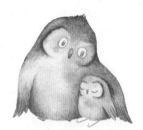

ISBN 978-7-5727-0162-7
本社发行部邮购组地址：四川省成都市槐树街2号
电话：028-87734035　邮政编码：610031